Fragen & Antworten
Mineralölbestandteile in Lebensmitteln

Fragen & Antworten

Mineralölbestandteile in Lebensmitteln

Kontaminationsrisiken erkennen – rechtssicher handeln

E. Becker / N. Kolb / B. Riemer / K. Schönfelder / M. Warburg

BEHR'S...VERLAG

Bibliografische Information der Deutschen Nationalbibliothek

Die Deutsche Nationalbibliothek verzeichnet diese Publikation in der Deutschen Nationalbibliografie; detaillierte bibliografische Daten sind im Internet über http://dnb.d-nb.de abrufbar.

ISBN 978-3-95468-491-5

HOCHSCHULE DER MEDIEN Stuttgart
Bibliothek
Nobelstraße 10 · 70569 Stuttgart

Inventarnummer:
Signatur: VCL
11
BECK
Preis:

EIGENTUM DER BIBLIOTHEK

Ausgeschieden

© B. Behr's Verlag GmbH & Co. KG · Averhoffstraße 10 · 22085 Hamburg

Tel. 0049/40/22 70 08-0 · Fax 0049/40/220 10 91
E-Mail: info@behrs.de · Homepage: http://www.behrs.de

1. Auflage 2017

Satz: Satzpunkt Ursula Ewert GmbH, Bayreuth

Alle Rechte – auch der auszugsweisen Wiedergabe – vorbehalten. Herausgeber und Verlag haben das Werk mit Sorgfalt zusammengestellt. Für etwaige sachliche oder drucktechnische Fehler kann jedoch keine Haftung übernommen werden.

Geschützte Warennamen (Marken) werden nicht besonders kenntlich gemacht. Aus dem Fehlen eines solchen Hinweises kann nicht geschlossen werden, dass es sich um einen freien Warennamen handelt.

Vorwort

Mineralölbestandteile in Lebensmitteln beschäftigen seit Jahren praktisch die gesamte Lebensmittelbranche. Wurde dieses Thema zuerst eher auf wissenschaftlicher Basis diskutiert, trat es insbesondere durch Veröffentlichungen und Kampagnen der NGOs immer weiter in den Vordergrund. Nach dem Motto „Und täglich grüßt das Murmeltier" konnte schon vorhergesagt werden, in welchen Produkten, zu welchen Jahreszeiten, Mineralölbestandteile nachgewiesen wurden. Und diese Analysenergebnisse waren meist verbunden mit Forderungen einer Null-Toleranz und „öffentlichen Rückrufen".

Vor Ihnen liegt das erste Werk zu diesem Thema. Es gibt Ihnen eine Übersicht über den aktuellen Stand und beantwortet die am häufigsten gestellten wichtigsten Fragen. Sachlich fundiert und von allen Seiten beleuchtet. So haben Sie die Antworten zu diesem aktuellen Thema jederzeit zur Hand.

Wann die Mineralöl-Verordnung und die Druckfarben-Verordnung verabschiedet werden und in Kraft treten, ist ungewiss. Ebenso offen sind die Ergebnisse der für die nächsten Jahre geplanten Studien. Sicher ist hingegen, dass die Analytik immer weiter verfeinert wird und so der Nachweis, woher die Mineralölbestandteile in das Lebensmittel gelangen, verbessert wird. Ebenso ist zu erwarten, dass die Nachweisgrenzen und Bestimmungsgrenzen weiter sinken werden. Und somit werden Prüfberichte, toxikologische Einschätzungen und Forderungen eher noch weiter zunehmen. Hier gilt es, jederzeit sachlich fundierte Antworten parat zu haben. Aus diesem Grund unterstützen wir Sie mit diesem Werk.

Autoren

Erik Becker

Staatlich geprüfter Lebensmittelchemiker, Privater Sachverständiger gem. § 64 LFGB, Leitung Prüflaboratorium der Institut Kirchhoff GmbH/Prokurist.

Dr. Norbert Kolb

Lebensmitteltechnologe, Mikrobiologe, Qualitätsmanager der WorléeNatur-Produkte GmbH, Schwerpunkt sind die Bereiche internationale Audits, Lieferantenqualifizierung, HACCP, Hygiene, Bio-Produkte. Mitglied in deutschen und europäischen Industrieverbänden, mit Leitungsfunktion einzelner Arbeitsgruppen. Autor und Herausgeber von Fachbüchern. Referent und Seminarleiter.

Dr. Boris Riemer

Rechtsanwalt; Partner bei SEITZ & RIEMER, spezialisiert auf Lebensmittelrecht und Gewerblichen Rechtsschutz, Lehrbeauftragter an der Dualen Hochschule Baden-Württemberg, Mitglied im Rechtsausschuss des BLL e. V.

Kathrin Schönfelder

Staatlich geprüfte Lebensmittelchemikerin; sachverständige Gutachterin an der Landesuntersuchungsanstalt für das Gesundheits- und Veterinärwesen Sachsen (LUA Sachsen) im Fachbereich Bedarfsgegenstände.

Michael Warburg

Staatlich geprüfter Lebensmittelchemiker; selbstständig beratend tätig in Köln (IW-Institut Warburg). Seit 2013 zusätzlich Durchführung des Issue Monitoring/ Management für die REWE-Group.

Inhaltsverzeichnis

Vorwort V
Autoren VII

I	**Der rechtliche Rahmen zu Mineralölbestandteilen in Lebensmitteln**	**1**
1	Was ist die Ursache für Mineralölbestandteile in Lebensmitteln? ..	1
2	In welchen Normen finden sich Hinweise über den Umgang mit Mineralölbestandteilen?	1
3	Welche Grenzwerte gelten heute?	1
4	Wie verbindlich sind diese Grenzwerte?	2
5	Was gilt nach der Verordnung (EG) Nr. 178/2002?	2
6	Was sind die Vorgaben der Verordnung (EWG) Nr. 315/93 (Kontaminanten-Verordnung)	3
7	Was sind die Vorgaben der Verordnung (EG) 1935/2004?	3
8	Was bedeutet das für die Migration?	3
9	Gibt es ergänzende Bestimmungen in Einzelmaßnahmen? ...	4
10	Was wird als Einzelmaßnahme erwartet?	4
11	Welche Grenzwerte werden in der DruckfarbenVO erwartet? .	5
12	Welche Grenzwerte werden in der MinaralölVO erwartet?	5
13	Was gilt bis zur Geltung der DruckfarbenVO und der MineralölVO? Welche Grenzwerte werden herangezogen?	5
14	Was geschieht, wenn vereinbarte Grenzwerte überschritten werden?	6
15	In welcher Beziehung stehen die DruckfarbenVO und die MineralölVO?	6
16	Was wird in der DruckfarbenVO und der MineralölVO nicht geregelt?	6
17	Wo sind Mineralölbestandteile zugelassen?	8
18	Welche Bedeutung hat die Verordnung (EG) Nr. 2023/2006? .	8
19	Was besagt die Verordnung (EG) Nr. 2023/2006?	8
20	Was bedeutet die Verordnung (EG) Nr. 2023/2006 in der Praxis? ..	9
21	Wie können bestehende Informationen der „Good-Practice-Ebene" (BfR, Verbandsrichtlinien, ...) herangezogen werden?	9

Inhaltsverzeichnis

22	Welche Bedeutung haben Standards wie IFS, BRC, FSSC und was ist dort geregelt?	10
23	Was ist eine Konformitätserklärung?	10
24	Wann wird eine Konformitätserklärung erforderlich?	10
25	Was ist bei der Konformitätserklärung zu beachten?	11
26	Welche Bedeutung hat die Konformitätserklärung für den Verwender?	11
27	Welche Sorgfaltspflichten bestehen bei verpackten Lebensmitteln in der Kette zwischen Verpackungshersteller, Lebensmittelhersteller und Lebensmittelhandel?	12
28	Werden Mineralölfunde in das Schnellwarnsystem eingestellt?	12
29	Wer ist Empfänger der Meldung?	12
30	Welche Arten der Meldung gibt es?	13
31	Wie gehen die Behörden mit den Meldungen aus dem Schnellwarnsystem um?	14
32	Sind im Schnellwarnsystem konkrete Angaben über Hersteller und Produkt hinterlegt?	14
33	Kann man gegen diese Meldungen vorgehen?	14
34	Haben NGOs Einblick in die Messdaten der Überwachung?	15
II	**Allgemeine Erläuterungen zu Mineralölbestandteilen in Lebensmitteln**	**17**
35	Begriffsdefinitionen: MOSH, MOAH, ...	17
36	Welche Eintrittsmöglichkeiten von Mineralölbestandteilen gibt es im Bereich Verpackung?	18
37	Welche Eintrittsmöglichkeiten von Mineralölbestandteilen gibt es außer der Verpackung?	20
38	Wie verläuft die Kreislaufwirtschaft bei Verpackungen?	22
39	Welche Wertschöpfungskette ist beim Eintritt von Mineralölbestandteilen zu beachten (nicht Verpackungen) und welche Gefahren gibt es im Betrieb, wo Mineralölbestandteile in Lebensmittel gelangen können?	22
40	Welche Aufnahmemengen liegen bei Kindern und Erwachsenen vor?	23
41	Welche Toxizitäts-Studien gibt es und wie ist MOSH, MOAH hinsichtlich Toxizität zu bewerten? Welche Auswirkungen sind beim Menschen zu erwarten?	24

Inhaltsverzeichnis

42	Welche Ansätze gibt es, die Belastung mit Mineralölbestandteilen in der Verpackung zu reduzieren?	25
43	Welche Ansätze zur Reduktion bieten Frischfasern?	26
44	Was ist bei maximalem Einsatz möglich?.	27
45	Welche Pack-Materialien sind für welche Lebensmittel geeignet?	27
46	Welche Materialien haben eine Barrierewirkung und welche weniger – und welche nicht?	27
47	Welche unterschiedlichen Aspekte sind bei bei Beschichtungen und Innenbeutel zu beachten	29
48	Welche Parameter beeinflussen den Übergang von Mineralölbestandteilen aus der Verpackung in Lebensmitteln?	29
49	Welche Übertragungen/Wechselwirkungen gibt es zwischen Verpackung und Lebensmittel?	31
50	Wie die Rückverfolgbarkeit von Packmaterialien sicherstellen?	32
51	Was gehört in Spezifikationen und Konformitätserklärungen von Packmaterialien hinein?	33
52	Welche Grenzwerte gelten für die Überwachung bis zur Verabschiedung der MineralölVO?	35
53	Welche Beurteilungs-Grundlagen werden für Gutachten herangezogen?	36
54	Was wird beanstandet? Beispiele	38
55	Welchen Fokus setzt die Lebensmittel-Überwachung?	40
56	Wie geht der Handel bei Überschreitung der eigenen Grenzwerte vor?	42
57	Wie gehen NGOs vor?	42
58	Was bleibt nach der Druckfarben- und Mineralöl-Verordnung? (Druck Verpackung/Kreislaufwirtschaft)	43

III	**Analytik**	45
59	Welche Methoden gibt es, um Mineralölbestandteile in Lebensmittel zu bestimmen?	45
60	Welche Methoden gibt es, um Mineralölbestandteile in Verpackungsmaterialien zu bestimmen?	48
61	Wie hat der Probenversand zu erfolgen?	49
62	Wo liegen die Bestimmungsgrenzen und Messunsicherheiten?	49
63	Wie sind die Analysenergebnisse zu interpretieren?	51
64	Welche Inhaltsstoffe lassen Rückschlüsse auf welche Eintragsquellen zu?	52

65	Wann ist mit amtlichen Methoden zu rechnen?...............	53
66	Welche Stoffe können analytisch voneinander getrennt und bestimmt werden – und welche nicht?.......................	53
67	Welche Labor-Vergleichs-Untersuchungen liegen vor?..........	56
IV	**Ursachenermittlung und Maßnahmen**....................	**57**
68	Welche Eintragsquellen gibt es und welche Maßnahmen sind zu ergreifen, um diese in den Griff zu bekommen?.............	57
69	Welche Materialien und Lagerbedingungen beeinflussen die Migration und haben Wechselwirkungen zwischen Lebensmittel und Verpackungsmaterial?...............................	59
70	Was soll ein Monitoring im Betrieb beinhalten und welche Stufenkontrollen können sinnvoll und notwendig sein?..........	59
71	Welche Möglichkeit zur Gefahrenanalyse & Risikobewertung ist sinnvoll?...	60
72	Was sind bewährte Maßnahmen zur Reduktion und zum Monitoring?...	61
73	Was soll ein Audit beim Rohstofflieferanten beinhalten, um Informationen über mögliche Mineralöleinträge zu erhalten?......	63
74	Wie kann ein Hersteller die Anforderungen seiner Kunden an die Lieferanten weitergeben?............................	64
75	Was gehört zu einem systematischen Lieferanten- und Audit-Management? Wie sollten Lieferanten-Audits erfolgen?.........	65
76	Welches sind die Kriterien zur sicheren Lieferantenbewertung?...	66
77	Was sollten Konformitätserklärungen enthalten? Wo helfen sie und wo nicht?...	67

I Der rechtliche Rahmen zu Mineralöl- bestandteilen in Lebensmitteln

1 Was ist die Ursache für Mineralölbestandteile in Lebensmitteln?

Eintragsursache für Mineralölbestandteile sind z. B. entweder Umwelteinflüsse auf das Lebensmittel unmittelbar (z. B. Abgase in der Nähe von Feldern) oder die Migration von Mineralölbestandteilen aus Verpackungen (z. B. von Druckfarben) in das Lebensmittel.

2 In welchen Normen finden sich Hinweise über den Umgang mit Mineralölbestandteilen?

Konkret befasst sich derzeit keine Norm mit Mineralölbestandteilen. Lebensmittel müssen aber sicher sein, Art. 14 Abs. 1 Verordnung (EG) Nr. 178/2002. Daher sind für die Verpackung und etwaige Mineralölmigrationen die Grundsätze der Rahmen-Verordnung (EG) Nr. 1935/2004 über Lebensmittelkontaktmaterialien, die Verordnung (EG) Nr. 2023/2006 über die Gute Herstellungspraxis und die Kontaminanten-Verordnung (EWG) 315/93 zu beachten.

§ Verordnung (EG) Nr. 178/2002, Verordnung (EWG) Nr. 315/93, Verordnung (EG) Nr. 1935/2004, Verordnung (EG) Nr. 2023/2006

3 Welche Grenzwerte gelten heute?

Derzeit gelten keine gesetzlich festgelegten Grenzwerte. Lebensmittelkontaktmaterialien müssen den Kriterien der Verordnung (EG) Nr. 1935/2004 genügen. Lebensmittel müssen sicher sein und den Anforderungen von Art. 14 Verordnung (EG) Nr. 178/2002 entsprechen. Dabei ist die Kontaminanten-Verordnung (EWG) 315/93 zu beachten.

§ Verordnung (EWG) Nr. 315/93, Verordnung (EG) Nr. 1935/2004

I Der rechtliche Rahmen zu Mineralölbestandteilen in Lebensmitteln

4 Wie verbindlich sind diese Grenzwerte?

Rechtlich festgelegte Grenzwerte gibt es derzeit nicht. Damit entfällt auch die grundsätzliche Frage nach deren Verbindlichkeit. Zwischen Handelspartnern können jedoch Grenzwerte individuell festgelegt werden, die eine vertragliche Verbindlichkeit besitzen. Oftmals werden die im Referentenentwurf der Bundesregierung aus dem Jahr 2014 vorgesehenen Grenzwerte zugrunde gelegt. Diese sind zum einen spezifische Werte für den Gehalt an Mineralölbestandteilen im Bedarfsgegenstand (MOSH 24 mg/kg und MOAH 6 mg/kg in Verpackungen aus Papier oder Pappe) und als zweiter Wert die spezifische Migration aus dem Bedarfsgegenstand (MOSH 2 mg/kg und MOAH 0,5 mg/kg). Nicht erfasst von diesem Wert ist Migration durch den Bedarfsgegenstand. Diese Form des cross contact ist keine verpackungsspezifische Größe, sondern ergibt sich aus den besonderen Umständen und Bedingungen der Lagerung und des Transportes. Aber gerade dieser zweite Wert für eine Migration aus dem Bedarfsgegenstand wird dabei oftmals als Grenzwert im verpackten Lebensmittel herangezogen. Dieser schließt letztendlich den Gehalt an Mineralölrückständen ein, die aus der Wertschöpfungskette herrühren plus die Rückstände aus der Verpackung als auch die Rückstände, die sich aufgrund cross contact im Lebensmittel wiederfinden.

5 Was gilt nach der Verordnung (EG) Nr. 178/2002?

Die Basis-Verordnung regelt ganz allgemein, dass Lebensmittel sicher sein müssen, Art. 14 Verordnung (EG) Nr. 178/2002. Ein Lebensmittel ist unsicher, wenn es gesundheitsschädlich ist oder für den Verzehr für den Menschen nicht geeignet ist, Art. 14 Abs. 2 Verordnung (EG) Nr. 178/2002.

Regelmäßig werden Mineralölbestandteile nicht die Qualität einer Gesundheitsschädigung haben.

Ebenso wurde bislang nicht festgestellt, dass trotz der Migration von Mineralölbestandteilen durch Druckfarben die Relevanz einer fehlenden Eignung für den Verzehr durch den Menschen erreicht wurde. Das BfR sprach seinerzeit von „unerwünschten Stoffen", nicht aber von „nicht akzeptabler Belastung".

Sollte jedoch das Lebensmittel aufgrund einer Mineralölbelastung aus welcher Quelle auch immer als unsicher eingestuft werden, so ist es vom Markt zu nehmen und ggfls. der Verbraucher darüber zu unterrichten. Stets ist darüber auch die Behörde zu unterrichten.

I Der rechtliche Rahmen zu Mineralölbestandteilen in Lebensmitteln

> § Art. 14, Art. 19 Verordnung (EG) Nr. 178/2002

6 Was sind die Vorgaben der Verordnung (EWG) Nr. 315/93 (Kontaminanten-Verordnung)

Art. 2 Verordnung (EWG) 315/93 bestimmt, dass kein Lebensmittel in den Verkehr gebracht werden darf, das einen Kontaminanten in einer gesundheitlich und insbesondere toxikologisch nicht vertretbaren Menge enthält. Dabei sind die Kontaminanten auf so niedrige Werte zu begrenzen, wie sie durch gute Praxis auf allen in Stufen/Gewinnung, Fertigung, Verarbeitung, Zubereitung, Behandlung, Aufmachung, Verpackung, Beförderung oder Lagerung sinnvoll erreicht werden können.

> § Verordnung (EWG) Nr. 315/93, Verordnung (EG) Nr. 1935/2004

7 Was sind die Vorgaben der Verordnung (EG) 1935/2004?

Die Vorgaben in Art. 3 Verordnung 1935/2004 sind, dass Materialien und Gegenstände nach guter Herstellungspraxis so herzustellen sind, dass sie unter den normalen oder vorhersehbaren Verwendungsbedingungen keine Bestandteile auf Lebensmittel in Mengen abgeben, die geeignet sind, die menschliche Gesundheit zu gefährden oder eine unvertretbare Veränderung der Zusammensetzung der Lebensmittel herbeizuführen oder eine Beeinträchtigung der organoleptischen Eigenschaften der Lebensmittel herbeizuführen.

> § Art. 3 Verordnung (EG) Nr. 1935/2004

8 Was bedeutet das für die Migration?

Die Verordnung (EG) Nr. 1935/2004 erkennt an, dass eine Migration grundsätzlich nicht verhindert werden kann. Es fand also im Vergleich zum deutschen LMBG, das Migrationen verboten hat, ein Paradigmenwechsel statt. Gleichwohl müssen diese Migrationen so niedrig sein, dass unter den normalen oder vorhersehbaren Verwendungsbedingungen keine Bestandteile auf Lebensmittel in Mengen abgegeben werden, die geeignet sind, die menschliche Gesundheit zu gefährden oder eine unvertretbare Veränderung der Zusammensetzung der Lebensmittel

I Der rechtliche Rahmen zu Mineralölbestandteilen in Lebensmitteln

oder eine Beeinträchtigung der organoleptischen Eigenschaften der Lebensmittel herbeizuführen.

> § Art. 3 Verordnung (EG) Nr. 1935/2004

9 Gibt es ergänzende Bestimmungen in Einzelmaßnahmen?

Ergänzende Bestimmungen zu Anforderungen an Lebensmittelkontaktmaterialien können in sogenannten „Einzelmaßnahmen" festgelegt werden. Diese Einzelmaßnahmen können sowohl von den Mitgliedstaaten als auch von der Europäische Union erlassen werden. Solang die Europäische Union nicht tätig gewesen ist, können die Mitgliedstaaten handeln und müssen den entsprechenden Rechtsakt der Europäischen Union notifizieren, damit dieser auf die Vereinbarkeit mit dem EU-Recht überprüft werden kann. Gegenwärtig ist dazu jedoch noch kein Rechtsakt erlassen worden.

> § Art. 5 Verordnung (EG) Nr. 1935/2004

10 Was wird als Einzelmaßnahme erwartet?

Gegenwärtig wurde der Vorstoß von Deutschland unternommen, eine „Druckfarben-Verordnung" und eine „Mineralöl-Verordnung" zu erlassen. Beide Verordnungen sind weniger als eigenständige Rechtsakte zu verstehen, sondern vielmehr als „Änderungsverordnungen", die in die vorhandene Bedarfsgegenstände-Verordnung integriert werden. Das Gesetzgebungsverfahren zu der Druckfarben-Verordnung ist bereits so weit gediehen, dass es der EU-Kommission zur Notifizierung vorgelegt wurde. Gleichwohl ist mit einem Erlass nicht in Kürze zu rechnen, weil die Kommission bis 2018 selber tätig werden will und daher Deutschland das weitere Verfahren einstweilen ausgesetzt hat.

> § Anlage 14 zum Entwurf der 21. Änderung der Bedarfsgegenstände-verordnung: http://www.bmel.de/SharedDocs/Downloads/Verbraucher-schutz/DruckfarbenVO-DE.pdf?__blob=publicationFile Art. 5 Verordnung 1935/2004

11 Welche Grenzwerte werden in der DruckfarbenVO erwartet?

Die Migrationslimite sind für die verschiedenen Stoffe unterschiedlich bewertet und in der Anlage 14 des Entwurfs aufgeführt.

> § Anlage 14 zum Entwurf der 21. Änderung der Bedrafsgegenständeverordnung: http://www.bmel.de/SharedDocs/Downloads/Verbraucherschutz/DruckfarbenVO-DE.pdf?__blob=publicationFile

12 Welche Grenzwerte werden in der MinaralölVO erwartet?

Die Mineralöl-Verordnung als Entwurf einer 22. Änderungsverordnung zur Bedarfsgegenstände-Verordnung ist aktuell nicht mehr auf der Homepage des Bundesministeriums aufzufinden. Zuletzt lautete der Entwurf aus dem Jahr 2014 zu § 6a Abs. 2 dahin, dass die Summe der gesättigten aliphatischen und naphthenischer Mineralölkohlenwasserstoffen mit Kohlenstoffzahlen C20 bis C35 2 mg pro Kilogramm Lebensmittel nicht überschreiten darf, entsprechend darf die Summe der aromatischen Mineralölkohlenwasserstoffe mit Kohlenstoffzahlen C16 bis C35 die Höchstmenge von 0,5 mg pro Kilogramm Lebensmittel nicht überschreiten. Dieses Papier wurde im März 2017 überholt und lautet nun dahin, dass Lebensmittelbedarfsgegenstände aus Papier, Pappe und Karton unter Verwendung von Altpapierstoffen nur hergestellt und in Verkehr gebracht werden, wenn durch eine funktionale Barriere sichergestellt ist, dass aus dem Lebensmittelbedarfsgegenstand keine aromatischen Mineralölkohlenwasserstoffe auf das Lebensmittel übergehen. Bis zu einer Nachweisgrenze von 0,5 mg der Summe an aromatischen MKW je kg LM gilt ein Übertrag als nicht erfolgt.

> § § 6a des Entwurf der 22. Änderung der Bedarfsgegenständeverordnung aus dem Jahr 2014

13 Was gilt bis zur Geltung der DruckfarbenVO und der MineralölVO? Welche Grenzwerte werden herangezogen?

Bis zur Verabschiedung und dem Inkrafttreten der Druckfarben-Verordnung und der Mineralöl-Verordnung gelten die allgemeinen Grundsätze. Dieses sind die Vorgaben des Art. 3 Verordnung (EG) Nr. 1935/2004 (s. Frage 7).

I Der rechtliche Rahmen zu Mineralölbestandteilen in Lebensmitteln

Denkbar ist es auch, dass die Vertragsparteien, z. B. Lebensmittelhändler und Lebensmittelhersteller eigene Grenzwerte vereinbaren.

> § Art. 3 Verordnung (EG) Nr. 1935/2004

14 Was geschieht, wenn vereinbarte Grenzwerte überschritten werden?

Werden zwischen den Parteien privatrechtlich vereinbarte Grenzwerte überschritten, so steht den Parteien das (Handels-)Kaufrecht zur Verfügung. Das bedingt die handelskaufrechtlichen Prüf und Rügeobliegenheiten des §§ 377 f. HGB und die Mängelansprüche nach §§ 437 ff. BGB (Nacherfüllung, Rücktritt, Schadensersatz, Minderung, Ersatz vergeblicher Aufwendungen).

> § §§ 377 f. HGB, §§ 437 ff. BGB

15 In welcher Beziehung stehen die DruckfarbenVO und die MineralölVO?

Druckfarben-Verordnung und Mineralöl-Verordnung sind nationale Rechtsakte. Sie stellen Einzelmaßnahmen im Sinne von Art. 5 Verordnung (EG) Nr. 1935/2004 dar. Solange die EU für den jeweiligen Stoff oder die Stoffgruppe keine Regelung schafft, haben die Mitgliedstaaten die Kompetenz, eigene Maßnahmen zu treffen. Dabei haben die Mitgliedstaaten aber das EU-Recht zu beachten. Das EU-Recht bedingt u. a. die Gewährleistung des freien Warenverkehrs im Binnenmarkt. Der freie Warenverkehr kann aber dadurch eingeschränkt sein, wenn national strengere Anforderungen als in anderen Mitgliedstaat gestellt werden.

> § Art. 5 Verordnung (EG) Nr. 1935/2004

16 Was wird in der DruckfarbenVO und der MineralölVO nicht geregelt?

Zunächst bleibt festzuhalten, dass die beiden genannten „Verordnungen" derzeit nur in Entwürfen existieren und somit deren Inhalte nicht rechtlich bindend sind. Zudem stellen sie keine alleinstehenden Rechtsakte dar, sondern sollen als Ände-

I Der rechtliche Rahmen zu Mineralölbestandteilen in Lebensmitteln

rungsverordnungen die seit langem bestehende Bedarfsgegenständeverordnung ergänzen.

Der derzeit vorliegende Entwurf zur sogenannten Mineralölverordnung beinhaltet keine Grenzwerte für MOSH und MOAH in Verpackungsmaterialien aus Recyclingpapier, sondern ausschließlich einen Grenzwert für MOAH in Lebensmitteln in Form einer analytisch bedingten Nachweisgrenze. Der Grenzwert bezieht sich allein auf die Herkunft aus Altpapierstoff und berücksichtigt damit nicht die heterogene Herkunft der meisten Mineralölkontaminationen. Gleichfalls bleibt auch im aktuellen Verordnungsentwurf offen, welche Rolle Transport- und Umkartons vor dem Hintergrund der Bedarfsgegenständedefinition einnehmen.

Die Inhalte des Entwurfs zur Regulierung von Druckfarbenbestandteilen sieht ein Verbot der Verwendung mineralölhaltiger Druckfarben für die direkte Bedruckung von Lebensmittelbedarfsgegenständen vor.

> Druckfarben für Lebensmittelverpackungen sollen nur noch gewisse toxikologisch bewertete Bestandteile enthalten dürfen (Positivliste) → geplante Anlage 14 BedGgstV
>
> → keine Zulassung für mineralölhaltige Druckfarben mit Aromatenanteil (Weißöle erlaubt)

Aufgrund der Vielzahl an Eintragswegen für Mineralölbestandteile in Lebensmittel kann die Herkunft der Kontamination allein anhand der analytisch ermittelten Ergebnisse nicht in allen Fällen abschließend beurteilt werden.

Jede Quelle für sich, d. h. der Übergang von Mineralölbestandteilen aus Recyclingpapieren oder mineralölhaltigen Druckfarben, kann aufgrund typischer Muster im Analysenchromatogramm in der Regel gut interpretiert werden. Die aus einer aus verschiedenen Quellen stammenden Mischkontamination resultierenden Ergebnisse bedürften hingegen einer umfangreichen Quellenanalyse, um letztendlich den einzelnen Einfluss des Verpackungsmaterials oder der Druckfarbe extrahieren zu können. Dies ist in der Regel ein kaum leistbares Unterfangen, so dass eine Summenregelung unabhängig von der Herkunft der Mineralölkontamination nicht nur wünschenswert, sondern geradezu essentiell wäre.

Zur Beurteilung von Mineralölkontaminationen aus anderen Quellen als der Verpackung oder der Druckfarbe eignen sich die oben genannten Verordnungsentwürfe somit nicht.

I Der rechtliche Rahmen zu Mineralölbestandteilen in Lebensmitteln

Hervorzuheben bleibt in diesem Zusammenhang, dass hinsichtlich dieser beiden Eintragswege zumindest innerhalb der deutschen Grenzen sowie bei vielen global agierenden Lebensmittelherstellern, die den deutschen Markt beliefern, bereits ein vertieftes Problembewusstsein vorhanden ist und in den letzten Jahren bereits umfangreiche Umstellungen auf mineralölfreie Druckfarben und Frischfaserkartonagen erfolgt sind bzw. durch den Einsatz funktioneller Barrieren Lösungen für die Weiterverwendung von Recyclingkartonagen für Verkaufsverpackungen zur Abgabe an den Endverbraucher gefunden wurden.

17 Wo sind Mineralölbestandteile zugelassen?

Spezielle Zulassungen von Mineralölbestandteilen im Sinne dieser Diskussion um Mineralölrückstände gibt es nicht. Erzeugnisse aus Mineralöl sind jedoch weit verbreitet und rechtmäßig im Verkehr. Diese Mineralölprodukte können selbstverständlich auch Spuren von MOSH und MOAH enthalten. Zugelassen neben den weit verbreiteten Kraftstoffen sind auch so genannte Weißöle als Schmierstoffe im Lebensmittelbereich als auch z. B. Vaseline im Kosmetik- und Pharmabereich.

18 Welche Bedeutung hat die Verordnung (EG) Nr. 2023/2006?

Die Verordnung (EG) Nr. 2023/2006 regelt die Gute Herstellungspraxis. Art. 3 Verordnung (EG) Nr. 1935/2004 verlangt nicht nur, dass unter den normalen oder vorhersehbaren Verwendungsbedingungen keine Bestandteile auf Lebensmittel in Mengen abgeben werden, die geeignet sind, die menschliche Gesundheit zu gefährden oder eine unvertretbare Veränderung der Zusammensetzung der Lebensmittel herbeizuführen oder eine Beeinträchtigung der organoleptischen Eigenschaften der Lebensmittel herbeizuführen. Vielmehr ist zudem Voraussetzung, dass die Herstellung gleichzeitig nach Guter Herstellungspraxis erfolgt. Daher müssen die Grundsätze der Guten Herstellungspraxis auch beachtet werden.

§ Verordnung (EG) Nr. 2023/2006

19 Was besagt die Verordnung (EG) Nr. 2023/2006?

Art. 5 Abs. 2 der Verordnung (EG) Nr. 2023/2006 besagt, dass die Ausgangsmaterialien dergestalt auszuwählen sind, dass die vorab festgelegten Spezifikationen entsprechen, die gewährleisten, dass das Material oder der Gegenstand den für sie geltenden Regeln entspricht.

Nach Art. 7 der Verordnung (EG) Nr. 2023/2006 haben die Unternehmer angemessene Unterlagen auf Papier oder in elektronischer Form mit Angaben zu den Spezifikationen, der Herstellungsrezeptur und den Herstellungsverfahren, soweit die für die Konformität und Sicherheit des fertigen Materials oder fertigen Gegenstands von Bedeutung sind, zu erstellen und zu führen.

§ Art. 5 Abs. 2, Art. 7 Verordnung (EG) Nr. 2023/2006

20 Was bedeutet die Verordnung (EG) Nr. 2023/2006 in der Praxis?

In der Praxis bedeutet die Einhaltung der Guten Herstellungspraxis, dass eine Auseinandersetzung mit dem Verpackungsmaterial und dem Lebensmittel stattfinden. Daher genügt es nicht, z. B. Analyseberichte in Auftrag zu geben und sodann zu archivieren. Vielmehr müssen vernünftige, also auch realisierbare Anforderungen formuliert werden, die den Sicherheitskriterien des spezifischen Lebensmittels Rechnung tragen und die entsprechenden Parameter sollen dann anhand einer Untersuchung auch überprüft werden.

§ Art. 5 Abs. 2 Verordnung (EG) Nr. 2023/2006

21 Wie können bestehende Informationen der „Good-Practice-Ebene" (BfR, Verbandsrichtlinien, ...) herangezogen werden?

Stellungnahmen des BfR und Richtlinien der Verbände setzen sich mit den Anforderungen an die Gute Herstellungspraxis auseinander. Sie spiegeln die bei der Herstellung und Anwendung zu beachtenden Parameter wider. Auch wenn diese Stellungnahmen oder Richtlinien keine Gesetze im formellen Sinne sind, so sind sie trotzdem zu beachten. Denn diese Vorgaben sind Bestandteile der guten Herstellungspraxis und sind zu erfüllen.

§ Art. 5 Abs. 2 Verordnung (EG) Nr. 2023/2006

I Der rechtliche Rahmen zu Mineralölbestandteilen in Lebensmitteln

22 Welche Bedeutung haben Standards wie IFS, BRC, FSSC und was ist dort geregelt?

IFS, BRC, FSSC sind private Standards. Diese Standards gehen zum Teil über die gesetzlichen Anforderungen hinaus. Sie gehören nicht zum obligatorisch zu beachtenden Recht, sondern sind für ihre Geltung zwischen den Parteien, in aller Regel Hersteller untereinander oder Hersteller – Lebensmittelhändler, gesondert zu vereinbaren. Bindung erlangen sie dann auch nur, wenn sie vertraglich zwischen den Parteien vereinbart wurden. Entsprechend kann eine Nichtbeachtung auch nur im vertraglichen Verhältnis zwischen den Vertragsparteien Ansprüche auslösen. Auf der öffentlich-rechtlichen Ebene, also im Verhältnis zwischen Staat und Bürger (bzw. Unternehmen) zieht das Nichtbeachten dieser Standards keine Konsequenzen nach sich. Erst die Verletzung des Rechts kann zu staatlichen Sanktionen (Verwarnung, Bußgeld, Strafverfahren) führen.

§ § 241 ff. BGB

23 Was ist eine Konformitätserklärung?

Eine Konformitätserklärung ist nach der Internationalen Norm ISO/IEC 17000 das Erstellen einer Bestätigung (Bestätigung = Konformitätsaussage auf der Grundlage einer Entscheidung, die der Bewertung folgt, dass die Erfüllung festgelegter Anforderungen dargelegt wurde) durch den Anbieter.

§ ISO/IEC 17000

24 Wann wird eine Konformitätserklärung erforderlich?

Konformitätserklärungen zu Lebensmittelverpackungen können in Einzelmaßnahmen gesetzlich erfordert werden. Dies ist z. B. bei Kunststoffen in Art. 15 Verordnung (EG) Nr. 10/2011 der Fall.

Daneben können durch privatrechtliche Vereinbarungen, wie z. B. auch Standards wie der IFS, auch für solche Lebensmittelkontaktmaterialien Konformitätserklärungen verlangt werden, bei denen keine gesetzliche Pflicht zur Erstellung besteht, wie dies z. B. bei Papier und Karton der Fall ist.

§ Art. 16 Verordnung (EG) Nr. 1935/2004

25 Was ist bei der Konformitätserklärung zu beachten?

Zu allererst sind die formalen Kriterien über die Anforderungen zu überprüfen. Diese finden sich in der Einzelmaßnahme, die die Konformitätserklärung verlangt.

Dann ist zu beachten, dass das tatsächlich angelieferte Verpackungsmaterial auch dem Inhalt der Konformitätserklärung entspricht. Es muss also eine stoffliche Identität zwischen Material und Erklärung nachvollziehbar sein. Das betrifft die Bezeichnung des Materials und insbesondere auch die Stärke.

Weiter ist darauf zu achten, dass die Parameter, die bei der Erstellung der Konformitätserklärung geprüft werden, geeignete Simulanzien für das tatsächliche Lebensmittel hinsichtlich seiner Beschaffenheit (fett, sauer, flüssig usw.) seiner Aufbewahrung (Dauer, Temperatur usw.) und seiner Verwendung in der Verpackung (Mikrowelle, Tiefkühlung, Backofen, Wasserbad usw.) sind.

§ Art. 16 Verordnung (EG) Nr. 1935/2004

26 Welche Bedeutung hat die Konformitätserklärung für den Verwender?

Soweit der Verwender mit der Konformitätserklärung nachweisen kann, dass er ein geeignetes Verpackungsmaterial für das spezifische Lebensmittel ausgewählt hat, wird damit in aller Regel auch den Anforderungen nach Art. 3 Verordnung (EG) Nr. 1935/2004 genügt sein.

Der Verwender kann damit nachweisen, dass er seiner im Verkehr erforderlichen Sorgfalt bei der Auswahl des geeigneten Verpackungsmaterials nachgekommen ist.

§ Art. 3 Verordnung (EG) Nr. 1935/2004

27 Welche Sorgfaltspflichten bestehen bei verpackten Lebensmitteln in der Kette zwischen Verpackungshersteller, Lebensmittelhersteller und Lebensmittelhandel?

In jeder Stufe bestehen unterschiedliche Sorgfaltspflichten. Beim Verpackungshersteller besteht die Sorgfaltspflicht dahin, dass die gefertigten Verpackungsmaterialien hinreichend rein sind und den Vereinbarungen mit dem abnehmenden Lebensmittelhersteller entsprechen.

Der Lebensmittelhersteller hat darauf zu achten, dass die beschafften Verpackungsmaterialien für das von ihm zu verpackende Lebensmittel geeignet sind.

Der Lebensmittelhändler hat darauf zu achten, dass sich die Lebensmittel in seinem Herrschaftsbereich nicht verschlechtern, er hat also die Aufbewahrungsbedingungen zu beachten.

§ Art. 17 Verordnung (EG) Nr. 178/2002, Art. 3 Verordnung (EG) Nr. 1935/2004

28 Werden Mineralölfunde in das Schnellwarnsystem eingestellt?

Für Lebensmittel besteht ein Schnellwarnsystem (RASFF). Hier werden dann Meldungen eingestellt, wenn einem Mitglied des Netzes (Mitgliedstaaten, Kommission, EFSA) Informationen über das Vorhandensein eines ernsten unmittelbaren oder mittelbaren Risikos für die menschliche Gesundheit vorliegen, das von einem Lebensmittel ausgeht.

Es liegt hier also an der Einschätzung der einstellenden Behörde, ob das Lebemsmittel ein Risiko für die menschliche Gesundheit hat oder nicht.

§ Art. 50 Abs. 1 und 2 Verordnung (EG) Nr. 178/2002

29 Wer ist Empfänger der Meldung?

Empfänger der Meldungen sind die anderen Mitglieder des Netzes. Diese haben Zugang zu allen Informationen der Meldung. An die Öffentlichkeit werden nur allgemeine und anonymisierte Meldungen weitergegeben, die hier abonniert werden:

http://ec.europa.eu/consumers/consumers_safety/safety_products/rapex/alerts/main/?event=main.listNotifications.

> § Art. 50 Abs. 1 und 2 Verordnung (EG) Nr. 178/2002

30 Welche Arten der Meldung gibt es?

Die eingestellten Informationen werden als „Warnmeldungen" (Alert Notifications), „Grenzzurückweisungen", „Informationsmeldungen" oder bloße „Nachricht" (news) unterschieden.

„Warnmeldungen" betreffen Lebensmittel, Futtermittel oder Lebensmittelbedarfsgegenstände, von denen ein Risiko für die menschliche Gesundheit (bzw. tierische Gesundheit oder Umwelt) ausgeht und die sich in einem der am Netz beteiligten Staaten in Verkehr befinden. Hier ist ein schnelles Tätigwerden in einem anderen Mitgliedstaat erforderlich. Die Warnmeldung wird von der Behörde des Staates eingestellt, in dem ein produktbezogenes Risiko festgestellt wurde. Befindet sich die betroffene Ware bereits beim Verbraucher, wird eine Warnung der Öffentlichkeit, zum Beispiel in Form einer Pressemitteilung, durch den Hersteller, Importeur, Händler oder die zuständige oberste Landesbehörde veranlasst. Über das Ergebnis von Rückrufaktionen werden die anderen Mitgliedsländer durch Folgemeldungen informiert.

„Informationsmeldungen" erfordern keine sofortigen Maßnahmen eines anderen Mitgliedstaates, entweder weil das Produkt nicht oder nicht mehr in anderen Mitgliedsländern auf dem Markt ist (Informationsmeldung zur Kenntnisnahme) oder weil das von dem betreffenden Produkt ausgehende Risiko keine sofortigen Maßnahmen erfordert (Informationsmeldung zur Weiterbehandlung).

„Grenzzurückweisungen" sind Meldungen über die Zurückweisung eines Lebens- oder Futtermittel durch eine Grenzkontrollstelle oder eine benannte Eingangsstelle der EU. Die betroffene Lieferung wird in das Herkunftsland zurückverbracht oder an Ort und Stelle vernichtet.

„Nachrichten" sind alle die Mitteilungen, die nicht unter eine der vorgenannten Kategorien fallen, aber trotzdem bedeutsam für die Lebensmittel- oder Futtermittelüberwachung der am Schnellwarnsystem beteiligten Staaten sein können.

> § Art. 50 Abs. 1 und 2 Verordnung (EG) Nr. 178/2002

I Der rechtliche Rahmen zu Mineralölbestandteilen in Lebensmitteln

31 Wie gehen die Behörden mit den Meldungen aus dem Schnellwarnsystem um?

Ob aus den RASFF-Informationen eine Kommunikationen durch die Behörden an die Bevölkerung oder Lebensmittelunternehmen erfolgt, entscheiden die mitgliedstaatlichen Behörden autonom. Alleine weil eine Meldung in das Schnellwarnsystem eingestellt ist, folgt daraus keine automatische Pflicht zu einer konkreten Handlung. Vielmehr kommt den Behörden als Empfänger der Information die Aufgabe zu, nach pflichtgemäßen Ermessen zu entscheiden, ob und wie sie handeln.

§ Art. 50 Abs. 1 und 2 Verordnung (EG) Nr. 178/2002

32 Sind im Schnellwarnsystem konkrete Angaben über Hersteller und Produkt hinterlegt?

Grundsätzlich finden sich umfangreiche Informationen im Schnellwarnsystem für die Behördeninformation. Allerdings werden nicht alle Information mit der Öffentlichkeit geteilt. Während also die Behörden durchaus erfahren, welches Produkt welchen Herstellers betroffen ist, wird der Öffentlichkeit nur eine allgemeine Information über die Produktgruppe mitgeteilt.

§ Art. 50 Abs. 1 und 2 Verordnung (EG) Nr. 178/2002

33 Kann man gegen diese Meldungen vorgehen?

Alle Meldungen im Schnellwarnsystem dienen der internen Behördenkommunikation. Das bedeutet, dass das Einstellen von Information gleich welcher Art von den Unternehmen oder Privaten nicht beeinflusst werden kann, da diese interne Behördeninformation keine Rechtswirkung nach außen hat. Erst wenn sich eine mitgliedstaatliche Behörde zu einer Maßnahme entschließt, kann diese konkrete Handlung Gegenstand eines Rechtsbehelfs werden.

§ Art. 50 Abs. 1 und 2 Verordnung (EG) Nr. 178/2002

34 Haben NGOs Einblick in die Messdaten der Überwachung?

NGOs haben Einblick in die Messdaten der Überwachung im Rahmen des Verbraucherinformationsgesetzes.

§ VIG, OVG Nordrhein-Westfalen, Urt. v. 1.4.2014, Az 8 A 654/12

II Allgemeine Erläuterungen zu Mineralölbestandteilen in Lebensmitteln

35 Begriffsdefinitionen: MOSH, MOAH, ...

Die Begriffe, die im Zusammenhang mit der Mineralölproblematik fallen, sollen im Folgenden näher erläutert werden. Die verwendeten Abkürzungen resultieren in jedem Fall aus der englischen Bezeichnung der jeweiligen Stoffgruppe.

Die Summe der Mineralölkohlenwasserstoffe wird in der Regel als **MOH** (*mineral oil hydrocarbons*) bezeichnet. Diese Mischung besteht aus den Hauptbestandteilen **MOSH** (*mineral oil saturated hydrocarbons*) sowie **MOAH** (*mineral oil aromatic hydrocarbons*).

Die Gruppe der MOSH lässt sich wiederum unterteilen in verzweigte und unverzweigte Alkane sowie Cycloalkane, auch Naphthene genannt.

Die folgende Abbildung zeigt einen Überblick hinsichtlich der MOH sowie Beispielstrukturen, die aus der wissenschaftlichen Stellungnahme der EFSA zu Mineralölbestandteilen in Lebensmitteln entnommen wurden.[1]

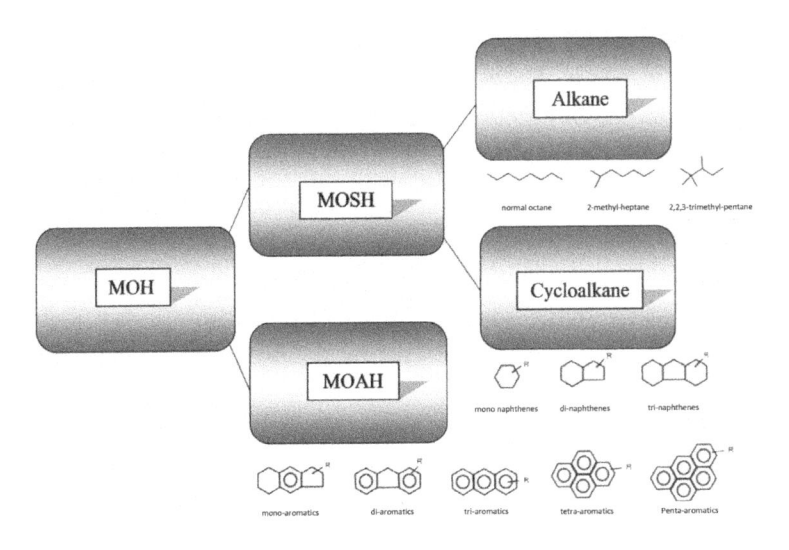

---

[1] EFSA Panel on Contaminants in the Food Chain (CONTAM): EFSA Scientific Opinion on Mineral Oil Hydrocarbons in Food. EFSA Journal, 2012; 10 (6), S. 2704 ff.

II Allgemeine Erläuterungen zu Mineralölbestandteilen in Lebensmitteln

Im Zusammenhang mit der Mineralöldiskussion spielen auch die Begriffe POSH (*polyolefin oligomeric saturated hydrocarbons*) und PAO (*poly alpha olefine*) eine Rolle.

POSH sind ebenfalls eine Substanzmischung, nämlich gesättigte Kohlenwasserstoffe, die als Oligomere in Polyolefinen (z. B. Polyethylen, Polypropylen) enthalten sind. Sie sind den MOSH strukturell ähnlich und können ebenso in Lebensmittel migrieren.

PAO sind synthetische Kohlenwasserstoffe, insbesondere Isoparaffine mit kurzen Hauptketten und langen Seitenketten. Sie entstehen im Rahmen der katalytischen Oligomerisierung von alpha-Olefinen. Niedrigmolekulare PAO sind u. a. Bestandteile von im Lebensmittelbereich eingesetzten Schmierölen. Höhermolekulare PAO werden für Kleber, sogenannte Hotmelts, eingesetzt.

36 Welche Eintrittsmöglichkeiten von Mineralölbestandteilen gibt es im Bereich Verpackung?

Auf dem Verpackungssektor gibt es einige Eintragsquellen von Mineralölbestandteilen oder auch mineralölähnlicher Substanzen, auch hier gibt die EFSA-Stellungnahme[2] Antworten. Entweder geschieht der Stoffübergang über den direkten Lebensmittelkontakt oder über die Gasphase.

Die am umfangreichsten diskutierte Quelle verpackungsbezogener Mineralöleinträge stellt das **Papierrecycling** bedruckter Papier- und Kartonprodukte dar. Da Mineralöl ein gängiger Bestandteil von Druckfarbenformulierungen ist, z. B. können Offset-Druckfarben, die u. a. für das Drucken von Zeitungen und Werbeblättern verwendet werden, 20–30 % Mineralöl enthalten, und im Rahmen des Recyclingprozesses nicht vollständig abgetrennt werden kann, verbleibt es anteilig in den Cellulosefasern.

Mit der Norm DIN EN 643:2014[3] sollte die Möglichkeit der Standardisierung von Altpapiersorten geschaffen werden. Je sauberer das wieder aufzubereitende Material ist, umso hochwertigere Recyclingmaterialien mit geringeren Mineralölgehalten sind in der Herstellung möglich.

---

[2] ebd.
[3] DIN EN 643:2014-11: Papier, Karton und Pappe – Europäische Liste der Altpapier-Standardsorten. Ausgabedatum: 2014-11

II Allgemeine Erläuterungen zu Mineralölbestandteilen in Lebensmitteln

Weiterhin können Verpackungen auch direkt mit **mineralölhaltigen Druckfarben** bedruckt werden. Dafür stehen allerdings mittlerweile mineralölfreie Alternativen zur Verfügung. Die teilweise praktizierte Bedruckung von Frischfaserkartonagen mit mineralölhaltigen Druckfarben sollte aufgrund mangelnder Erfolge in Bezug auf die Minimierung des Stoffübergangs von Mineralölbestandteilen auf Lebensmittel stark rückläufig sein.

Zur Verpackung zählen aber auch Packmaterialien für Rohwaren und **Transportkisten**. Die Problematik der Verwendung imprägnierter Jute- und Sisalsäcke wurde bereits im Rahmen der vorherigen Frage besprochen. Transportverpackungen, die eine gewisse Robustheit bei niedrigem Preis aufweisen sollen, bestehen in den allermeisten Fällen aus in Bezug auf die Mineralölproblematik qualitativ wenig hochwertigem Recyclingmaterial. Werden verpackte Lebensmittel darin gelagert, sind qualitätsmindernde Stoffübergänge nicht auszuschließen.

Auch im Bereich der **Konserven** werden Mineralöle im Rahmen der Herstellung z. B. als Gleitmittel oder Bestandteil der Siegelmasse verwendet. Auch kann die Innenbeschichtung von Dosen Wachs enthalten.

Wachse werden u. a. auch eingesetzt, um Papiere wasserabweisend zu machen oder Käselaibe zu verpacken und damit zu schützen. Derart können Bestandteile von Wachs, vorrangig n-Alkane, in Lebensmittel (z. B. Wurst, feine Backwaren, Süßwaren, Käse) übergehen.

Spezielle Mineralöle sind gemäß VO (EG) Nr. 10/2011 auch als Additive (FCM-Nrn. 93, 94, 95) für die **Kunststoff**herstellung zulässig. Es handelt sich dabei um raffinierte Wachse und Weißöle. Von diesen wurden raffinierte, paraffinische Wachse mit niedriger Viskosität mit einem spezifischen Migrationsgrenzwert von 0,05 mg/kg Lebensmittel bedacht.

Aus **Klebstoffen** (z. B. Hotmelts, Wiederverschlussklebern) können hauptsächlich mineralölähnliche Verbindungen migrieren.

II Allgemeine Erläuterungen zu Mineralölbestandteilen in Lebensmitteln

37 Welche Eintrittsmöglichkeiten von Mineralölbestandteilen gibt es außer der Verpackung?

Die Eintragswege von Mineralölbestandteilen in Lebensmittel sind vielschichtig. Sehr anschaulich zeigt dies eine Grafik, die von Prof. Dr. Thomas Simat (TU Dresden) aus den Informationen der EFSA-Stellungnahme zusammengestellt wurde.[4, 5]

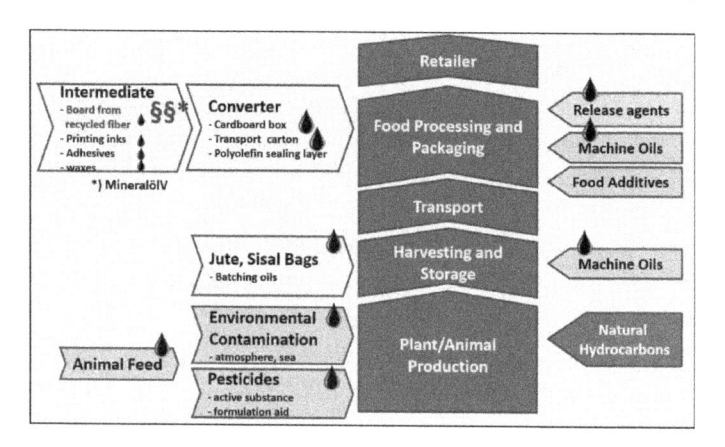

Mineralölbestandteile können also entlang der Wertschöpfungskette in nahezu jedem Be- und Verarbeitungsschritt in Rohwaren und/oder Lebensmittel eingetragen werden oder umweltbedingt bereits enthalten sein. Alle Prozessschritte beherrschen zu wollen, ist dementsprechend eine große Herausforderung. Zudem erschwert die Vielzahl möglicher Eintragswege die Quellenanalyse.

Die schwer zu beeinflussenden atmosphärischen Umweltkontaminationen kommen beispielsweise durch Adsorption aus der Gasphase oder Ablagerung von Staub durch Abgase von Kraftfahrzeugen oder Heizöl sowie vom Abrieb von Reifen und Asphalt zustande. Kontaminationen aus Süß- und Salzwasser können aufgrund von Ölverschmutzung durch Schiffe oder MOH-haltige Reinigungsmittel auftreten.

---

[4] EFSA Panel on Contaminants in the Food Chain (CONTAM): EFSA Scientific Opinion on Mineral Oil Hydrocarbons in Food. EFSA Journal, 2012; 10 (6), S. 2704 ff. Online verfügbar unter https://www.efsa.europa.eu/en/efsajournal/pub/2704 [Stand: 03.01.2017]

[5] Prof. Dr. Simat, Thomas: Behr's Akademie – Mineralölbestandteile in Lebensmitteln, Frankfurt 29.09.2016

II Allgemeine Erläuterungen zu Mineralölbestandteilen in Lebensmitteln

Innerhalb der Primärproduktion sind beispielsweise Paraffinöle als aktive Pflanzenschutzmittel ohne Beschränkung zugelassen. Gleichzeitig sind Mineralöle Lösungsmittel bzw. Hilfsmittel für bzw. in anderen Wirkstoffen. Die Reinheit dieser Öle sollte hinterfragt werden. Auch im Rahmen der Fleischproduktion könnten MOH, die ursprünglich aus Futtermitteln stammen (Einsatz als Bindemittel), eine Rolle spielen. Dieser Kontaminationsweg ist jedoch noch nicht geklärt.

Bei der Ernte kann Mineralöl über Erntemaschinen aufgrund der Abgabe von Schmier- und/oder Hydraulikölen, Kraftstoff oder auch dem Abrieb der Reifen eingetragen werden. Schmieröle sind auch im Bereich der Lebensmittelherstellung einer genauen Prüfung zu unterziehen. Die verantwortlichen Lieferanten sollten hier in die Pflicht genommen werden, die Reinheit ihrer Produkte nicht pauschal über die H1-Zertifizierung nachzuweisen, sondern tatsächlich deren Reinheit vor allem in Bezug auf MOAH-Verunreinigungen zu prüfen.

Immer wieder wird, um den Stoffübergang während der Lagerung und des Transports zu diskutieren, insbesondere der Eintrag von Mineralölbestandteilen durch die Verwendung von mit Batching-Ölen imprägnierten Jute- und Sisalsäcken thematisiert. Die International Jute Organisation (IJO) mahnt hinsichtlich der Reinheit von Batching-Ölen an, dass keine toxischen Bestandteile enthalten sein sollen und der unverseifbare Anteil, in dem sich die Mineralölbestandteile finden lassen, max. 1250 mg/kg Jutefaser betragen soll.[6] Ob dies perspektivisch in jedem Fall ausreichen wird oder ob ein Umstieg auf pflanzliche Öle notwendig ist, wird die Erfahrung zeigen.

Von einem 1 kg schweren Jutesack mit etwa 1200 mg Mineralöl kann bei Befüllung mit 50 kg Lebensmittel unter der Annahme eines 70 %igen Stoffübergangs durch Gasphasentransfer ein Mineralölgehalt im Lebensmittel von etwa 17 mg/kg resultieren. Diese Rechnung kann natürlich individuell je nach essbarem Anteil des Füllguts angepasst werden.

Auch die Lebensmittelverarbeitung eröffnet neben den Schmierölen weitere Optionen zum Eintrag von Mineralöl- oder mineralölähnlichen Bestandteilen. Trenn- und Gleitmittel seien an dieser Stelle ebenso genannt wie mikrokristalline Wachse und Mittel zur Oberflächenbehandlung von z. B. Obst. Der Einsatz von Mineralöl als Glanzmittel („Spraying") sollte eigentlich der Vergangenheit angehören.

---

[6] International Jute Organisation: IJO Standard 98/01. Online verfügbar unter http://www.jute.org/IJO%20Standard%2098-01%20%20(revised%202005)%20Final%20version.pdf [Stand 03.01.2017]

II Allgemeine Erläuterungen zu Mineralölbestandteilen in Lebensmitteln

38 Wie verläuft die Kreislaufwirtschaft bei Verpackungen?

Der thermischen Verwertung ist auf jeden Fall Mehrweg oder Recycling vorzuziehen. Für die Mineralölrückstandsproblematik ist der Bereich der Papier-/Pappeverpackungen relevant. Durch regionale, kommunale Sammelsysteme gelangen Verpackungen aber auch andere Erzeugnisse aus Papier und Pappe in den Recyclingprozess. Insbesondere Druckerzeugnisse tragen zu einer maßgeblichen Belastung dieses Rohmaterials für die Papierproduktion mit Mineralölrückständen bei. Solange mineralölhaltige Druckfarben erlaubt sind und eingesetzt werden, ist der „Mineralölkreislauf" nur schwer zu durchbrechen. Eine Entfernung der Mineralölanteile in der Papierproduktion ist derzeit technisch im Industriemaßstab nicht möglich. Alleinig die Papierherstellung aus Frischfasern liefert mineralölrückstandsfreie Erzeugnisse. Diese sind aber im ersten Zyklus nicht Bestandteil des Recyclingprozesses und somit auch nicht sehr nachhaltig.

39 Welche Wertschöpfungskette ist beim Eintritt von Mineralölbestandteilen zu beachten (nicht Verpackungen) und welche Gefahren gibt es im Betrieb, wo Mineralölbestandteile in Lebensmittel gelangen können?

Bei der Ursachenforschung der Verunreinigung von Lebensmitteln mit Mineralölrückständen ist die gesamte Wertschöpfungskette des Lebensmittels zu betrachten. Der bisherige Blick auf die Verpackung ist nur ein Schritt. Schon im Agrarbereich kann eine Kontamination durch Maschinentreibstoffe, Schmiermittel oder Abgase erfolgen. Transport und Lagerung sind ebenfalls Quelle der Kontamination. Mit Mineralöl behandelte Transportsäcke, mit Recyclingpappe ausgeschlagene Container oder zur Staubbindung eingesetzte Mineralöle bei der Schiffsverladung sind ebenfalls häufige Rückstandsquelle. Letztendlich auch im Herstellungsprozess und bei der Lagerung ist eine Kontamination möglich. Gerade im Herstellungsprozess ist bei mechanisch hoch belasteten Produktionseinheiten der Einsatz von Schmiermitteln unumgänglich. Geprüfte und zugelassene Schmiermittel für den Lebensmittelbereich können Quelle der Kontamination sein wie leider auch schlechte Wartung und menschliches Versagen.

II Allgemeine Erläuterungen zu Mineralölbestandteilen in Lebensmitteln

40 Welche Aufnahmemengen liegen bei Kindern und Erwachsenen vor?

Im Rahmen ihrer wissenschaftlichen Stellungnahme zu Mineralölkohlenwasserstoffen in Lebensmitteln betrachtet die EFSA unterschiedliche Verbrauchergruppen, gibt in ihrer Zusammenfassung jedoch eine allgemeine geschätzte Aufnahmemenge an MOSH von 0,03–0,3 mg/kg Körpergewicht pro Tag an und bemerkt gleichzeitig, dass die Aufnahmemenge an MOAH etwa 20 % dieses Wertes beträgt. Für Kinder sind dabei, bezogen auf ihr Körpergewicht, höhere Aufnahmemengen anzunehmen.[7]

Die folgende Tabelle, übernommen aus der oben genannten EFSA-Stellungnahme verdeutlicht die detaillierte Statistik.

Zusammenfassende Statistik zur chronischen Aufnahme von Mineralöl über die Nahrung[8]

	Mean chronic exposure (mg/kg b.w. per day) across national dietary surveys		
	min (LB-UB)	median (LB-UB)	max (LB-UB)
Infants [a]	0.038 - 0.041	0.10 - 0.11	0.16 - 0.18
Toddlers	0.083 - 0.087	0.11	0.19
Other children	0.066 - 0.068	0.11	0.16 - 0.17
Adolescents	0.028	0.064 - 0.066	0.091 - 0.096
Adults	0.031 - 0.032	0.038 - 0.039	0.064 - 0.068
Elderly	0.031 - 0.032	0.040 - 0.042	0.056 - 0.059
Very elderly	0.032 - 0.033	0.037 - 0.039	0.051 - 0.054

	P95 chronic exposure (mg/kg b.w. per day) across national dietary surveys [b]		
	min (LB-UB)	median (LB-UB)	max (LB-UB)
Infants [a]		0.12 - 0.13	
Toddlers	0.18	0.22	0.25 - 0.26
Other children	0.14	0.21 - 0.22	0.31 - 0.32
Adolescents	0.063 - 0.065	0.12 - 0.13	0.19 - 0.20
Adults	0.059 - 0.061	0.082 - 0.085	0.11 - 0.12
Elderly	0.058 - 0.060	0.074 - 0.078	0.093 - 0.096
Very elderly	0.064 - 0.070	0.076 - 0.079	0.081 - 0.084

b.w.: body weight; LB: lower-bound; UB: upper-bound;
(a): estimates available only from two dietary surveys for the mean and only one for the 95th percentile;
(b): The 95th percentile estimates obtained on dietary surveys/age classes with less than 60 observations may not be statistically robust (EFSA, 2011b) and therefore they should not be considered in the risk characterisation. Those estimates were not included in this table.

---

[7] EFSA Panel on Contaminants in the Food Chain (CONTAM): EFSA Scientific Opinion on Mineral Oil Hydrocarbons in Food. EFSA Journal, 2012; 10 (6), S. 2704 ff. Online verfügbar unter https://www.efsa.europa.eu/en/efsajournal/pub/2704 [Stand: 03.01.2017]
[8] ebd.

II Allgemeine Erläuterungen zu Mineralölbestandteilen in Lebensmitteln

Diese Zusammenstellung berücksichtigt keine erhöhten Aufnahmemengen an MOSH aufgrund des Einsatzes von Trennmitteln oder dem Spraying von Backwaren. Auch Personen mit vergleichsweise einseitiger Ernährung oder großer Produkttreue können deutlich erhöhte Mengen an MOSH aufnehmen.

Die EFSA-Stellungnahme enthält dafür separate Statistiken, ebenso wie für Säuglinge, die mit Muttermilch ernährt werden.

Aufnahmemengen für MOAH sind schwierig abzuschätzen, da der MOAH-Anteil nicht konstant bei 20–25 % des MOSH-Gehaltes in Mineralölprodukten liegt. Deshalb ist der oben angegebene Wert tatsächlich nur ein Schätzwert und basiert nicht auf gesicherten Studien.

Die EFSA mahnt an, dass die diesbezügliche Datenlage verbessert werden muss und dazu die Charakterisierung dieser heterogenen Stoffgruppe vor allem auch hinsichtlich der Toxikologie gehört.

41 Welche Toxizitäts-Studien gibt es und wie ist MOSH, MOAH hinsichtlich Toxizität zu bewerten? Welche Auswirkungen sind beim Menschen zu erwarten?

Die für die gesundheitliche Beurteilung auf nationaler Ebene und auf Gemeinschaftseben zuständigen Einrichtungen haben Mineralölrückstände in Lebensmitteln und Kosmetika bewertet. Sowohl die Bewertung des BfR (Bundesinstitut für Risikobewertung) in Berlin als auch die der EFSA (Europäische Behörde für Lebensmittelsicherheit) in Parma sind unter folgendem Link zugänglich.

http://onlinelibrary.wiley.com/doi/10.2903/j.efsa.2012.2704/epdf

http://www.bfr.bund.de/cm/343/mineraloele-in-kosmetika-gesundheitliche-risiken-sind-nicht-zu-erwarten.pdf

http://www.bfr.bund.de/cm/343/uebergaenge_von_mineraloel_aus_verpackungsmaterialien_auf_lebensmittel.pdf

Als Ergebnis ist festzuhalten, dass sich unter den aromatischen (zumeist alkylierten) Kohlenwasserstoffen (MOAH) Substanzen befinden, die schon in geringen Mengen gesundheitliche Schäden, wie Krebs, hervorrufen können. Die Aufnahme von MOAH sollte deshalb soweit möglich minimiert werden. Gesonderte spezielle Regelungen für die gesättigten Kohlenwasserstoffverbindungen (MOSH) seien hinsichtlich der gesundheitlichen Relevanz nicht unbedingt erforderlich. Eine Minimierung von MOAH als die kritischer zu bewertende Verbindungsklasse im Sin-

II Allgemeine Erläuterungen zu Mineralölbestandteilen in Lebensmitteln

ne einer Leitsubstanz für Mineralölrückstände sei ausreichend zielführend. Diese Bewertung findet sich auch in den verschiedenen Regelungsentwürfen wieder, die in zwei von vier Fällen die gesättigten Kohlenwasserstoffe aus Mineralölen einbeziehen.

42 Welche Ansätze gibt es, die Belastung mit Mineralölbestandteilen in der Verpackung zu reduzieren?

Hinsichtlich der Reduktion von Mineralölbestandteilen müssen Primär- bzw. Verkaufsverpackungen sowie Transportverpackungen berücksichtigt werden. Auf beiden Sektoren wurde bereits Entwicklungsarbeit geleistet, die zu sichereren Packmaterialien führen. Sie müssten nur auch flächendeckend angewendet werden.

Variante 1 – Frischfaserkarton und mineralölfreie „Low Migration"-Druckfarben

Die Umstellung von Recyclingware auf Frischfaser ist in vielen Fällen bereits erfolgt.

Limitiert wird diese Verfahrensweise durch die begrenzten natürlichen Ressourcen. Eine komplette Umstellung aller Packmaterialien auf Frischfasereinsatz würde unserer Natur und damit auch uns schlecht bekommen. Sinnvoll ist dies natürlich dann, wenn das Lebensmittel direkt im Karton verpackt wird und die Verwendung von Innenbeuteln technologisch sehr aufwändig oder mit bestehenden Mitteln nicht realisierbar ist.

Ein Umdenken erfordert es in Bezug auf die Schmälerung der Frischfaserreserven durch die Verwendung für das Verpacken von wenig sensiblen Waren wie beispielsweise Schuhen,

Bekleidungstextilien, glasverpackten Parfüms oder auch einigen Pharmazeutika.

Der Einsatz mineralölfreier Druckfarben ist ebenfalls in vielen Fällen bereits Alltag. Die Druckfarbenlieferanten haben in kurzer Zeit sogenannte „Low Migration"-Druckfarben anbieten können, die neben ihrer Mineralölfreiheit auch in Bezug auf migrierfähige Druckfarbenbestandteile, wie beispielsweise Photoinitiatoren, deutlich verlässlichere Eigenschaften aufweisen.

All diese Vorkehrungen können jedoch durch den Einsatz mineralölhaltiger Transportverpackungen zunichte gemacht werden. Aus diesem Grund dürfen die Präventionsgedanken nicht bei der Primärverpackung stehenbleiben.

II Allgemeine Erläuterungen zu Mineralölbestandteilen in Lebensmitteln

Variante 2 – Barrieren

Ein weiterer verlässlicher Weg, Mineralölkontaminationen aus Recyclingkartonagen zu minimieren oder auch auszuschließen, ist der Einsatz von Barrierematerialien.

Dies können einerseits Zwischenverpackungen sein, zum anderen kann ein solcher Effekt aber auch durch das Aufbringen von Barrierelacken oder einer zusätzlichen Barriereschicht auf den Recyclingkarton erreicht werden.

Da hier sehr viele Einflussfaktoren (z. B. Lagerdauer, Foliendicke, weitere Barriereerfordernisse) beachtet werden müssen, ist eine allgemeingültige Aussage nicht sinnvoll. An dieser Stelle muss eine produktspezifische Lösung erarbeitet werden.

Variante 3 – Adsorber

Ein weiterer innovativer Weg, Mineralölkontaminationen trotz des Einsatzes von Recyclingkarton zu vermeiden, ist der Einsatz von Aktivkohle enthaltenden Packmaterialien. Hier adsorbiert die Aktivkohle die Mineralölbestandteile und schließt somit einen Übergang auf Lebensmittel aus.

Zu beachten sind bei dieser Art der Lebensmittel- und/oder Transportverpackung die Qualität der Aktivkohle und die Adsorberkapazität.

Vergleichbar wurden Zeolithe und Organoclays je nach Strichgewicht und -dicke als gute Adsorbermaterialien beschrieben[9].

43 Welche Ansätze zur Reduktion bieten Frischfasern?

Der Einsatz von Frischfaser wurde zu Beginn der Diskussion um die Belastung von Lebensmittel mit Mineralölrückständen als „die Lösung" angesehen. Man ging davon aus, dass alleinige Quelle der Kontamination die Mineralölrückstände aus Druckfarben seien, die sich im Recyclingpapier sammelten. Mit verbesserter Analytik und Untersuchung weiterer möglicher Eintragsquellen zeigte sich, dass die Fokussierung auf Druckfarben und Verpackungsmaterial als solches nicht ziel-

---

[9] Fiedler, Dirk; Hottmann, Sabine: PTS-Forschungsbericht IK-MF 100094, Verhinderung der Migration von Mineralölen aus Druckfarben und Recycling durch Einsatz von adsorbierenden Substanzen in der Strichschicht. Online verfügbar unter http://www.ptspaper.de/fileadmin/PTS/PTSPAPER/06_Forschung/Dokumente/Forschungsprojekte/IK_MF100094.pdf [Stand 03.01.2017]

II Allgemeine Erläuterungen zu Mineralölbestandteilen in Lebensmitteln

führend waren. Frischfaserverpackungen sind als Bedarfsgegenstand ein weitgehend mineralölrückstandsfreies Erzeugnis. Der Problematik des belasteten Lebensmittels kann man jedoch mit einer Frischfaserverpackung nicht Herr werden. Die Kontamination des Lebensmittels im Rahmen der Wertschöpfungskette sowie die Kontamination durch die Frischfaserverpackung hindurch können so nicht verhindert werden.

44 Was ist bei maximalem Einsatz möglich?

Eine starke Verringerung der Belastung des Lebensmittels in Einzelfällen bis zur Nachweisgrenze wäre möglich, wenn eine lückenlose Kontrolle der gesamten Wertschöpfungskette sowie der Einsatz einer optimalen Barriereschicht erfolgen würde. Zudem müssten Umweltbelastungen ausgeschlossen sein und ein Fortschritt in der Analytik müsste den getrennten Nachweis von natürlich vorkommenden Lebensmittelbestandteilen wie Ölen und Wachsen ermöglichen.

45 Welche Pack-Materialien sind für welche Lebensmittel geeignet?

Die Eignung des Packmaterials muss unabhängig von der vorgesehenen Barrierewirkung geeignet sein. Eine Änderung der bisherigen Anforderungen ist insoweit nicht erforderlich. Weitere wichtige Parameter, unabhängig vom Lebensmittelcharakter, sind die vorgesehene Lagerdauer (MHD) sowie die vorgesehene Lagertemperatur. Im Hinblick auf die eingesetzte Barriereschicht sind gerade die zuletzt genannten Parameter von besonderer Bedeutung. Entscheidend für den Einsatz der Barrierebeschichteten Verpackung ist zudem die Eignung der Entsorgung nach dem Kreislauf Wirtschaftsgesetz. Eine Einstufung von beschichteten Pappen und Papieren als Verbundfolie aufgrund der Barrierebeschichtung wäre weder nachhaltig noch betriebswirtschaftlich vertretbar.

46 Welche Materialien haben eine Barrierewirkung und welche weniger – und welche nicht?

Zunächst ist festzuhalten, dass es unterschiedlichste Barriereerfordernisse gibt und hier ausschließlich die Wirkung hinsichtlich der Stoffübergänge von Mineralölbestandteilen diskutiert wird.

II Allgemeine Erläuterungen zu Mineralölbestandteilen in Lebensmitteln

Eine pauschale Aussage zur diesbezüglichen Barrierewirkung zu treffen, ist nicht gerechtfertigt. Da diverse Einflussfaktoren von Bedeutung sind, muss eine diesbezügliche Entscheidung spezifisch auf den Anwendungsfall bezogen getroffen werden. Einflussparameter sind beispielsweise:

- Art des Füllgutes und angestrebtes Mindesthaltbarkeitsdatum
- Temperatur bei Herstellung und Lagerung
- Oberflächen-Volumen-Verhältnis zwischen Verpackungsmaterial und Lebensmittel
- Schichtdicke bei Kunststofffolien
- Schichtaufbau bei Multilayer-Systemen
- Gefahr von Verletzungen (z. B. Schnitt- und Bruchkanten, Löcher) während des Verpackungsvorgangs
- weitere Barriereerfordernisse (z. B. Sauerstoff-, Wasserdampfdurchlässigkeit, Aroma-, UV-Dichtigkeit)
- weitere technologische Anforderungen (Siegel-, Aufreißverhalten, ggf. Bedruckbarkeit)
- Anforderungen hinsichtlich der Nachhaltigkeit/Recyclingfähigkeit

Von Konrad Grob[10] wurde ursprünglich eine orientierende Einteilung für Barrierematerialien vorgenommen, dies jedoch mit dem Wissen um die Komplexität der Thematik und der zahlreichen Einflussgrößen.

Keine Barrierewirkung geht von Papierbeuteln aus. Für Polyethylenfolien (PE), solche aus Ethylen-Vinylacetat-Copolymeren (EVA) und Ionomere sollte die Bezeichnung „Barriere" gleichfalls nicht verwendet werden. Stoffübergänge in Lebensmittel können hier innerhalb weniger Stunden nachgewiesen werden.

Eingeschränkte Barrierewirkung haben Folien aus oder Copolymere mit Polypropylen (PP). Hier sind insbesondere Schichtdicke und Kontakttemperatur von Bedeutung. Je größer die Schichtdicke bzw. je geringer die Kontakttemperatur ist, desto länger können Stoffübergänge auf das verpackte Lebensmittel zurückgehalten werden. Dies muss für den Einzelfall betrachtet werden.

---

[10] Grob, Konrad: persönliche Mitteilung

II Allgemeine Erläuterungen zu Mineralölbestandteilen in Lebensmitteln

Eine vergleichsweise **gute Barrierewirkung** weisen die Kunststoffe Polymethylmethacrylat (PMMA), Polyvinylidenchlorid (PVDC), Polyacrylat (PAK) sowie einige Polyethylenterephthalate (PET) auf.

Sehr gute und verlässliche **Barriereeigenschaften** werden den Polymeren Polyamid (PA), Polyethylenterephthalat (PET) und Ethylen-Vinylalkohol-Copolymer (EVOH) zugeschrieben. Auch aluminiumbedampfte Kunststofffolien (Al_{vap}) sind hier einzuordnen. EVOH-beschichtete Kartonagen sind beispielsweise auf dem Sektor der trockenen Lebensmittel bereits seit längerem im Einsatz.

Als **absolute Barriere** gilt eine mindestens 7 µm dicke, intakte Aluminiumschicht im Multilayerverbund. Trotz des geringen Materialeinsatzes ist Aluminium aufgrund der energieintensiven Produktion ein schwieriger Werkstoff in puncto Nachhaltigkeit.

Auf dem Markt werden zahlreiche Lösungen angeboten und können ggf. auf den Einzelfall angepasst werden.

47 Welche unterschiedlichen Aspekte sind bei bei Beschichtungen und Innenbeutel zu beachten

Hinsichtlich der Barrierewirkung werden in Abhängigkeit von der Art des Lebensmittels, der Lagerzeit und -temperatur die gleichen Anforderungen gestellt. Bei Innenbeuteln sind zusätzlich die besonderen mikrobiologischen Anforderungen zu beachten. Gasdicht verschlossene Innenbeutel können aufgrund von Kondensationseffekten zu einem erhöhten mikrobiellen Verderb führen.

48 Welche Parameter beeinflussen den Übergang von Mineralölbestandteilen aus der Verpackung in Lebensmitteln?

In jedem Fall ist die Identität der Verpackung bzw. des Verpackungssystems von entscheidender Bedeutung. Soll eine Kartonage als Direktverpackung ohne Innenbeutel genutzt werden, sind andere Betrachtungen notwendig, als wenn ein Innenbeutel mit Barriereschicht ausgewählt wurde.

Auch Materialeigenschaften wie Schichtdicke und Schichtaufbau sind von Belang. Prinzipiell können dickere Folien der gleichen Kunststoffart Stoffübergänge länger zurückhalten. Durch die Verwendung von Multilayern (mehrschichtige

II Allgemeine Erläuterungen zu Mineralölbestandteilen in Lebensmitteln

Kunststofffolien) können Materialeigenschaften beeinflusst und gleichzeitig Barriereerfordernisse berücksichtigt werden.

Neben der Verpackung sind auch Konsistenz und Fettgehalt des Lebensmittels Einflussfaktoren für mögliche Stoffübergänge.

Für feuchte, fettende Lebensmittel ist ein extraktiver Kontakt zu berücksichtigen. Ein (vor allem an der Oberfläche) fettreiches Lebensmittel wird parallel zu einem wässrigen Lebensmittel aufgrund der besseren Löslichkeit einen deutlich höheren Stoffübergang generieren.

Bei trockenen Lebensmitteln erfolgt der Stoffübergang über Gasphasentransfer. Dafür spielt wiederum auch die dafür zur Verfügung stehende Oberfläche des Lebensmittels eine Rolle. Feiner CousCous hat bei gleicher Masse beispielsweise eine größere spezifische Oberfläche als Bandnudeln und damit eine höhere Aufnahmekapazität.

Höhere Temperaturen bewirken auch höhere Stoffübergänge an Mineralöl. Wie bereits im Entscheidungshilfeprojekt des damaligen BMELV „Ausmaß der Migration unerwünschter Stoffe aus Verpackungsmaterialien aus Altpapier in Lebensmittel"[11] gezeigt werden konnte, nimmt mit höheren Temperaturen nicht nur die Mineralölmigration zu, sondern auch die Barrierewirkung von beispielsweise Polypropylen ab. Dies wäre ggf. zu berücksichtigen, wenn im Rahmen der Herstellung höhere Produktions-, Lager- oder Transporttemperaturen zu erwarten sind. Im Tiefkühlbereich dagegen wurden in Bezug auf Mineralöl bisher kaum nennenswerte Stoffübergänge aus Packmaterialien nachgewiesen.

Während ein extraktiver Kontakt fettiger Lebensmittel einen sofortigen Stoffübergang nach sich zieht, braucht es für Gasphasenübergänge etwas mehr Zeit. Das heißt auch, dass die Kontaktdauer – vor allem für Gasphasentransfer – einen erheblichen Einfluss hat. Aus diesem Grund sind insbesondere Lebensmittel mit einem langen Mindesthaltbarkeitsdatum (z. B. Grieß, Nudeln, Haferflocken) gefährdet.

Von Bedeutung hinsichtlich der Stoffübergänge ist auch das Oberflächen-Volumen-Verhältnis. Wird vergleichsweise wenig Füllgut mit viel Packmaterial umhüllt, sind aufgrund des Potenzials an migrierfähigen Stoffen deutlich höhere

---

[11] Entscheidungshilfeprojekt des Bundesministeriums für Ernährung, Landwirtschaft und Ernährung – Projektnummer 2809 HS012: Ausmaß der Migration unerwünschter Stoffe aus Verpackungsmaterialien aus Altpapier in Lebensmitteln – Abschlussbericht Online verfügbar unter https://service.ble.de/ptdb/index2.php?detail_id=210 02&site_key=141&stichw=Altpapier&zeilenzahl_zaehler=1#newContent [Stand 03.01.2017]

II Allgemeine Erläuterungen zu Mineralölbestandteilen in Lebensmitteln

Stoffübergänge zu erwarten als bei der Nutzung eines geringeren Oberflächen-Volumen-Verhältnisses.

49 Welche Übertragungen/Wechselwirkungen gibt es zwischen Verpackung und Lebensmittel?

Unabhängig vom Material einer Verpackung treten bei Kontakt mit Lebensmitteln immer Wechselwirkungen auf. Dabei gibt es Materialien wie Glas oder Edelstahl, bei denen diese Wechselwirkungen in der Regel eher gering sind und solche wie Kunststoff, Holz oder Pappe, bei denen eher mit intensiveren Wechselwirkungen zu rechnen ist.

Sehr bewegungsfreudig sind insbesondere Moleküle mit kleineren Molmassen und geringer räumlicher Ausdehnung, d. h. fehlenden oder eingeschränkten sterischen Effekten. Vor allem bei diesen ist mit erhöhten Migrationsraten zu rechnen. Ziel ist die Gleichgewichtseinstellung zwischen Lebensmittel und Verpackungsmaterial durch Diffusion aufgrund von anfänglich deutlichen Konzentrationsunterschieden in beiden Medien. Dies läuft nicht nur in Richtung des Verpackungsmaterials ab. Auch Inhaltsstoffe aus dem Lebensmittel können ins Verpackungsmaterial übergehen.

Dabei ist für feuchte und fettige Lebensmittel, die benetzend mit dem Packmaterial in Kontakt stehen, oft ein vergleichsweise schnellerer Nachweis von Stoffübergängen möglich. Verdampfen leicht flüchtige Substanzen aus dem Packmaterial und rekondensieren auf der Oberfläche des verpackten Lebensmittels, spricht man von Gasphasentransfer, d. h. Stoffe migrieren über den das Lebensmittel umgebenden Gasraum.

Deutlichen Einfluss auf das Ausmaß und die Geschwindigkeit der Migration haben z. B.:

- die Temperatur, da sich bei höheren Temperaturen Moleküle schneller bewegen und damit das Gleichgewicht eher erreicht wird
- die Zeit, da bei längerer Kontaktdauer mehr Zeit für Diffusionsvorgänge bleibt
- der Dampfdruck des migrierenden Moleküls, da bei höherem Dampfdruck auch das Verdampfen des Moleküls schneller vonstattengeht
- die Polarität, da sich Gleiches gern in Gleichem löst

II Allgemeine Erläuterungen zu Mineralölbestandteilen in Lebensmitteln

50 Wie die Rückverfolgbarkeit von Packmaterialien sicherstellen?

Die Notwendigkeit, die Rückverfolgbarkeit von Lebensmittelkontaktmaterialien sicher zu stellen, ergibt sich aus den Ausführungen des Art. 17 der VO (EG) Nr. 1935/2004. Sinn dieser Regelung ist die Erleichterung von Kontrollen, Rückrufen fehlerhafter Produkte sowie damit im Zusammenhang die Unterrichtung der Verbraucher und die Feststellung der Haftung.

Dabei besteht die Notwendigkeit, die Produkte der vorgelagerten Lieferanten identifizieren zu können sowie deren Verwendung in den selbst hergestellten und an Kunden abgegebenen Erzeugnissen sicher erkennen und nachweisen zu können.

Ein vorgeschriebenes System, mit welchem der Produktverantwortliche dies zu realisieren hat, gibt es nicht. Zudem ist die technologische Machbarkeit zu berücksichtigen. Somit kann jeder Wirtschaftsbeteiligte im Rahmen seiner Verantwortung ein für seine Bedürfnisse günstiges System schaffen. Insofern ist es an dieser Stelle nicht möglich, alle denkbaren Wege aufzuzeigen.

Ein weit verbreiteter Weg ist die Vergabe eines betriebseigenen Wareneingangscodes bei erfolgreicher Wareneingangsprüfung. Diese Codes werden oft palettenweise vergeben, was jedoch nicht zwingend notwendig ist. (Zu beachten ist dabei jedoch, dass bei größer gewählten Chargen im Ernstfall auch größere Produktmengen rückgerufen werden müssen.)

Diese betriebseigenen Codes werden dann im Rahmen der Verarbeitung einzeln in den produktspezifischen Produktionsauftrag aufgenommen, so dass ersichtlich wird, welche Rohstoffe zusammen verarbeitet wurden. Der Produktionsauftrag selbst besitzt in der Regel ebenfalls eine Produktionsnummer, die dann für die Auslieferung angegeben werden kann und beinhaltet zusätzliche Angaben zur Rückverfolgung von z. B. Maschinen-, Personal-/Schichtnummer, Datum, Uhrzeit, Besonderheiten.

Dabei bedürfen alle zusammenhängenden Identifikationszeichen der Archivierung. Vorgaben für die Dauer der Aufbewahrung gibt es nicht. Die Daten sollten so lange erhalten bleiben, wie das Produkt am Markt vorhanden sein kann. Dies ist für Packmittelhersteller nicht immer einfach abzuschätzen. Zu empfehlen sind je nach Produkt zwei bis fünf Jahre.

II Allgemeine Erläuterungen zu Mineralölbestandteilen in Lebensmitteln

> Beispiel farbige Spritzgussverpackung:
>
> - Vergabe von betriebseigenen Wareneingangscodes für Granulat und Masterbatch (Datenarchivierung für die Verbindung Lieferantencode/-kennzeichnung zum betriebseigenen Wareneingangscode)
> - Aufnahme der beiden Wareneingangscodes in den Produktionsauftrag mit eigener Produktionsnummer (Archivierung der Produktionsaufträge)
> - Aufnahme weiterer Kenndaten in den Produktionsauftrag (z. B. Maschinennummer, Name oder Personalnummer des Maschinenführers, Datum, Auffälligkeiten bei der Produktion, beispielsweise Temperaturüberschreitung)
> - Kennzeichnung der ausgelieferten Ware mit der Produktionsnummer
> - Belehrung der Kunden, dass diese Nummer aufzubewahren ist, falls sie nicht auf dem Gegenstand selbst gekennzeichnet wurde

Eine andere Variante, die oft für Druckfarben verwendet wird, ist die Überwachung der Zeiträume von Einkauf zu Einkauf. Hier werden keine betriebseigenen Codes vergeben. Eine Rückverfolgbarkeit wird dann über das Produktionsdatum sichergestellt.

51 Was gehört in Spezifikationen und Konformitätserklärungen von Packmaterialien hinein?

Spezifikation

Der Inhalt einer Spezifikation ist davon abhängig, an welchem Punkt der Herstellung sich das Packmaterial befindet. In jedem Fall ist es jedoch sinnvoll, die Spezifikation mit allen beteiligten Wirtschaftsakteuren hinsichtlich Realisierung sowie Vor- und Nachteilen zu erarbeiten. Werden etwa Spezifikationen ohne vorherige Diskussion vom Lebensmittelabpacker vorgegeben, kann für ihn daraus ein erhöhter Aufwand hinsichtlich der Konformitätsarbeit resultieren bzw. die Eignung eingeschränkt und die Formulierungen zum Haftungsausschluss des Packmittellieferanten (Disclaimer) können entsprechend umfangreich sein.

Spezifikationen sollen prinzipiell definierte Anforderungen vor allem im Hinblick auf Daten zur Materialauswahl (die Zuordnung der Materialbezeichnung der Spezifikation zur Bezeichnung der Lagerware muss in jedem Fall möglich sein), Ma-

II Allgemeine Erläuterungen zu Mineralölbestandteilen in Lebensmitteln

terialgröße und -beschaffenheit sowie zu technischen Daten beinhalten, die zur Prüfung der Maschinengängigkeit notwendig sind. Auch Angaben zur Aufbewahrung, zum Transport und zur Umweltverträglichkeit können Inhalt einer Spezifikation sein.

Zu gängigen Angaben innerhalb einer Spezifikation für einen bedruckten Karton können beispielsweise Angaben zur Kartonauswahl (Frischfaser oder Recyclingkarton und dessen Qualität und Grammatur), Maße der Kartons (Zuschnittgrößen), die ausgewählten Druckfarben bzw. Farbmischungen und Farbtiefe, definierte Schriftzüge/Motive und eventuelle firmeneigene Kennzeichnungselemente gehören. Oft sind auch Daten zur Stapelgröße oder zum Palettengewicht enthalten.

Konformitätserklärung

Konformitätserklärungen sollen in erster Linie aufzeigen, welchen Stand die Konformitätsarbeit zum Konformitätsbeweis zum jeweiligen Zeitpunkt in der Wertschöpfungskette erreicht hat. Es muss erkennbar sein, welche Nachweise bereits geführt wurden und welche konformitätsbeweisenden Untersuchungen noch durchzuführen bleiben. In jedem Fall muss die Materialeignung für den Lebensmittelkontakt bescheinigt werden.

Beispielsweise sollte ein Hersteller bedruckter Folien seitens seiner Lieferanten, dem Granulat- sowie dem Druckfarbenlieferanten, Unterlagen erhalten, welche migrierfähigen Substanzen zu erwarten sind bzw. Angaben zu Restgehalten im Produkt. Ferner sollte aus diesen Bescheinigungen herausgearbeitet werden können, was für den Hersteller zu tun bleibt, um die Konformität seine Folien nachweisen zu können. Jeder Wirtschaftsbeteiligte sollte die Konformitätsarbeit auf seiner Stufe der Herstellung soweit wie ihm möglich abschließen.[12] [8]

In der Regel bleiben für einen solchen Hersteller die Prüfung bzw. der Nachweis der Einhaltung technischer Vorgaben der Lieferanten (z. B. Temperaturvorgaben für das Polymer, Einhaltung der Bedingungen gemäß dem technischen Datenblatt des Druckfarbenherstellers) und konformitätsbeweisende Untersuchungen im Hinblick auf die rechtlichen Vorgaben (z. B. sensorische Beschaffenheit, Prüfungen unter realen Oberflächen/Volumen-Verhältnissen (je nach Angaben der Lieferanten), Gesamt- und spezifische Migration).

---

[12] Altkofer, Werner; Brauer, Beate; Gerbracht, Ulrich; Grob, Konrad; Haffke, Helma; Helling, Rüdiger; Kappenstein, Oliver; Österreicher, Dietmar: Lebensmittelkontaktmaterialien – Gute Herstellungspraxis und Konformitätsarbeit. Deutsche Lebensmittel Rundschau, 2010; Februar, S. 68 ff.

II Allgemeine Erläuterungen zu Mineralölbestandteilen in Lebensmitteln

Auf die Leitlinie „Union Guidelines on Regulation (EU) No 10/2011 on plastic materials and articles intended do come into contact with food as regards information in the supply chain"[13] [9] wird verwiesen.

Für einen Großteil der Materialien, aus denen Lebensmittelbedarfsgegenstände bestehen können, ist eine Konformitätserklärung rein rechtlich nicht vorgeschrieben. Es hat sich jedoch am Markt etabliert, Materialien und Gegenständen unabhängig davon Konformitätserklärungen oder ähnlich benannte Konformitätsbescheide (z. B. Lebensmitteltauglichkeitsbescheinigungen, Eignungsbescheide) innerhalb der Lieferkette mitzugeben.

Spezifische Vorgaben existieren für Bedarfsgegenstände mit Lebensmittelkontakt aus **Kunststoff** (Art. 15 i. V. m. Anlage IV der VO (EG) Nr. 10/2011), **Keramik** (§ 10 Abs. 2 der BedGgstV), **Zellglasfolie** (§ 10 Abs. 1a der BedGgstV), solchen, die unter Verwendung von **Epoxyderivaten** hergestellt wurden (Art. 5 der VO (EG) Nr. 1985/2005) sowie für **aktive und intelligente Materialien und Gegenstände** (Art. 12 i. V. m. Anhang II der VO (EG) Nr. 450/2009).

52 Welche Grenzwerte gelten für die Überwachung bis zur Verabschiedung der MineralölVO?

Die sogenannte Mineralölverordnung liegt derzeit nur im Entwurf vor, der zum einen ein nationaler Alleingang ist und zum anderen noch immer kontrovers diskutiert wird. Der dort vorgeschlagene Grenzwert für MOAH von 0,5 mg/kg Lebensmittel gilt allein für Stoffübergänge aus Altpapier und berücksichtigt nicht die weiteren Quellen einer möglichen Mineralölkontamination. Zusammenfassend muss man somit konstatieren, dass hier noch diverse Hürden zu überwinden bleiben und mit dem Inkrafttreten des aktuellen Entwurfs in Bälde nicht zu rechnen ist.

Die Ausführungen der EFSA zur Toxikologie der MOAH-Fraktion und in diesem Zusammenhang auch die bestehende Stellungnahme des Bundesinstituts für Risikobewertung führten zur Aussage, dass nachweisbare Stoffübergänge dieser Substanzgruppe mit der bestehenden Analytik nicht nachweisbar sein sollen. Proble-

---

[13] European Commission: Union Guidelines on Regulation (EU) No 10/2011 on plastic materials and articles intended do come into contact with food as regards information in the supply chain. Brussels, 28.11.2013
Online verfügbar unter http://ec.europa.eu/food/food/chemicalsafety/foodcontact/documents_en.htm [Stand 03.01.2017]

II Allgemeine Erläuterungen zu Mineralölbestandteilen in Lebensmitteln

matisch ist, dass einerseits nicht alle Labore die gleiche Nachweis- und Bestimmungsgrenze für eine definierte Matrix erreichen und andererseits nicht in jeder Lebensmittelmatrix die im Verordnungsentwurf genannten Werte sicher analysiert werden können.

Entsprechend kann nicht ausgeschlossen werden, dass sich mit der Methodenentwicklung und einer möglichen Methodenstandardisierung die Grenzwerte zu kleineren Werten verschieben.

Bisher wird seitens der amtlichen Überwachung insbesondere für trockene Lebensmittel unter Berücksichtigung der Messunsicherheit die Bestimmungs- und damit die Beurteilungsgrenze von 0,5 mg MOAH/kg Lebensmittel angewendet. Für andere Lebensmittel, beispielsweise Schokolade, wird die jeweilige matrixabhängige Bestimmungsgrenze des jeweiligen Labors genutzt.

Die Beurteilung von MOSH erfolgt differenziert. Seitens des BfR wurde für Stoffübergänge an MOSH mit Kohlenstoffkettenlängen von C_{10} bis C_{16} ein Richtwert von 12 mg/kg und für MOSH mit Kohlenstoffkettenlängen von $C_{>16}$ bis C_{20} ein Richtwert von 4 mg/kg abgeleitet. Diese Richtwerte werden in der Regel nicht überschritten.

Die Migration von MOSH > C_{20} wird derzeit allerdings aufgrund der bestehenden Unsicherheiten in der Bewertung von Analysenergebnissen sowie der toxikologischen Bewertung eher zurückhaltend beurteilt.

Da nunmehr auch die Thematik auf europäischer Ebene angekommen ist, werden Hoffnungen in das geplante EU-Monitoring gesetzt. Die in diesem Rahmen entstehende Datensammlung sollte dazu genutzt werden, Grenz-, Orientierungs- oder Richtwerte für einzelne Lebensmittelkategorien abzuleiten und damit gleichzeitig das ALARA-Prinzip zur Beurteilung auf der Grundlage der Kontaminantenverordnung (EWG) Nr. 315/93 zu hinterlegen.

53 Welche Beurteilungs-Grundlagen werden für Gutachten herangezogen?

Für die Beurteilung von Mineralölübergängen auf Lebensmittel stehen, je nach Ursache der Kontamination, verschiedene Beurteilungsgrundlagen zur Verfügung.

Verpackungsmaterialien, sowohl primäre als auch sekundäre Packmaterialien, werden als Ursache für Mineralölübergänge viel diskutiert. Die **Verordnung (EG) Nr. 1935/2004** fordert in Art. 3 Abs. 1, dass Materialien und Gegenstände

II Allgemeine Erläuterungen zu Mineralölbestandteilen in Lebensmitteln

nach guter Herstellungspraxis so herzustellen sind, dass sie unter den normalen oder vorhersehbaren Verwendungsbedingungen keine Bestandteile auf Lebensmittel in Mengen abgeben, die geeignet sind:

a) die menschliche Gesundheit zu gefährden oder

b) eine unvertretbare Veränderung der Zusammensetzung der Lebensmittel herbeizuführen.

Kann die Mineralölkontamination auf die Lebensmittelverpackung rückgeführt werden, ist diese Beurteilungsgrundlage einschlägig. Werden nachweisbar Packmaterialien eingesetzt, deren Auswahl nicht nach den Grundsätzen der guten Herstellungspraxis erfolgte, kann diese Vorgehensweise nach den Vorgaben des Art. 5 Nr. 2 der **VO (EG) Nr. 2023/2006**, die mangelnde Dokumentation nach Art. 7 der genannten Verordnung beurteilt werden.

Auf dem Gebiet der Verpackungsmaterialien für Lebensmittel ist in den letzten fünf Jahren bereits viel geschehen. Als Ursache für Mineralölübergänge sind sie nicht ausschließlich verantwortlich. In der Regel liegen Mischkontaminationen vor, deren komplexe Ursache allein durch die Laboranalyse in den wenigsten Fällen gedeutet werden kann.

In diesen Fällen sind die Beurteilungsgrundlagen des Lebensmittelrechts anwendbar.

Artikel 14 der Rahmen-**Verordnung (EG) Nr. 178/2002** entscheidet als eine der Schlüsselstellen dieser Verordnung über Wohl und Wehe eines Lebensmittels. Hier wird als Anforderung an die Lebensmittelsicherheit formuliert, dass diese weder gesundheitsschädlich, noch für den Verzehr durch den Menschen ungeeignet sein dürfen. Ein Lebensmittel kann dabei für den Verzehr durch den Menschen u. a. dann ungeeignet sein, wenn es infolge einer Kontamination für den Verzehr durch den Menschen inakzeptabel geworden ist.

Da es Eintragswege für Mineralölkontaminationen gibt, die schwer zu beeinflussen sind (z. B. durch Umweltkontaminationen), wird es schwierig sein, eine absolute Mineralölfreiheit nachweislich sicher zu stellen. Einen Minimierungsauftrag für Kontaminanten enthält die **Verordnung (EWG) Nr. 315/93** in Art. 2 Abs. 2 (ALARA-Prinzip; ALARA ... As Low As Reasonably Achievable – so niedrig wie vernünftigerweise erreichbar).

Als Kontaminant gilt jeder Stoff, der dem Lebensmittel nicht absichtlich hinzugefügt wird, jedoch als Rückstand der Gewinnung (einschließlich der Behandlungsmethoden in Ackerbau, Viehzucht und Veterinärmedizin), Fertigung, Verarbeitung,

II Allgemeine Erläuterungen zu Mineralölbestandteilen in Lebensmitteln

Zubereitung, Behandlung, Aufmachung, Verpackung, Beförderung oder Lagerung des betreffenden Lebensmittels oder infolge einer Verunreinigung durch die Umwelt im Lebensmittel vorhanden ist.

In diesem Rahmen wären Grenzwertfestlegungen wünschenswert, ohne dass sich diese an eine Herkunftsanalyse knüpfen.

54 Was wird beanstandet? Beispiele

direkter, extraktiver Kontakt

Beispielprodukte:	Pizzakartons, Partyteller, Imbissschalen
Beurteilung:	Verwendung von Recyclingkarton
Rechtsgrundlage:	Art. 5 Pkt. 2 VO (EG) Nr. 2023/2006 i. V. m. Anhang der Empfehlung XXXVI. Papiere, Kartons und Pappen für den Lebensmittelkontakt der Bedarfsgegenständekommission beim Bundesinstitut für Risikobewertung zu „Bedingungen für die Verwendung von wiedergewonnenen Fasern als Papierrohstoffe" [10]
Alternativen:	Frischfaserkarton, Barrierebeschichtung (z. B. PET)
Bemerkungen:	Pizzakartons werden inzwischen oft mit einer Papierschicht aus Frischfaser für die dem Lebensmittel zugewandte Seite hergestellt. Da Papier keine diesbezüglichen Barriereeigenschaften aufweist, ist dieser Schritt nicht ausreichend.

indirekter Kontakt mit Gasphasentransfer

Beispielprodukte:	innenliegende Flyer in Babyflaschen
Beurteilung:	Verwendung von Recyclingpapier, mineralölhaltige Druckfarben
Rechtsgrundlage:	Art. 5 Pkt. 2 VO (EG) Nr. 2023/2006 i. V. m. Anhang der Empfehlung XXXVI. Papiere, Kartons und Pappen für den Lebensmittelkontakt der Bedarfsgegenständekommission beim Bundesinstitut für Risikobewertung zu „Bedingungen für die Verwendung von wiedergewonnenen Fasern als Papierrohstoffe" [10]

II Allgemeine Erläuterungen zu Mineralölbestandteilen in Lebensmitteln

Alternativen: Frischfaserpapier, mineralölfreie Druckfarben, andere Lagerung

Bemerkungen: Für derart sensible Produkte wird generell das Anbringen der Produktinformationen außerhalb des Gegenstandes empfohlen.

indirekter Kontakt mit Gasphasentransfer

Beispielprodukte: trockene Lebensmittel, direkt verpackt

Beurteilung: Verwendung von Recyclingkarton, mineralölhaltige Druckfarben

Rechtsgrundlage 1: *Stoffübergang noch nicht nachgewiesen, langes Mindesthaltbarkeitsdatum (MHD)*
Art. 5 Pkt. 2 VO (EG) Nr. 2023/2006 i. V. m. Anhang der Empfehlung XXXVI. Papiere, Kartons und Pappen für den Lebensmittelkontakt der Bedarfsgegenständekommission beim Bundesinstitut für Risikobewertung zu „Bedingungen für die Verwendung von wiedergewonnenen Fasern als Papierrohstoffe"[14]

Rechtsgrundlage 2: *Stoffübergang aus Verpackung nachgewiesen*
§ 31 Abs. 1 und 3 LFGB i. V. m. Art. 3 Abs. 1 Buchstabe b) der VO (EG) Nr. 1935/2004 wegen einer unvertretbaren Veränderung der Zusammensetzung des Lebensmittels

Alternativen: Frischfaserkarton, mineralölfreie Druckfarben, Barriereschicht

Bemerkungen: Im Handel erhältliche Produkte haben oft noch ein langes MHD. Amtliche Befunde können daher keine Dokumente zum Konformitätsnachweis sein. Eigenkontrollen sind im Rahmen von Lagerversuchen bis hin zum Ende des MHD durchzuführen.

---

[14] Kunststoffe im Lebensmittelverkehr Empfehlungen des Bundesinstitutes für Risikobewertung (BfR): Textsammlung auf Grund der amtlichen Bekanntmachungen. Karl Heymanns Verlag KG Köln, Berlin, Bonn, München, Kapitel XXXVI Papiere, Kartons und Pappen für den Lebensmittelkontakt, Stand: 01.07.2016

II Allgemeine Erläuterungen zu Mineralölbestandteilen in Lebensmitteln

mineralölkontaminierte Lebensmittel

Beispielprodukte: Schokolade, Nudeln, CousCous

Beurteilung: MOAH-Gehalt > 0,5 mg/kg ± Messunsicherheit bzw. MOAH-Gehalt > Bestimmungsgrenze für die spezifische Matrix

Rechtsgrundlagen: Art. 14 Abs. 1 i. V. m. Abs. 2 Buchstabe b) und Abs. 5 VO (EG) Nr. 178/2002 wegen der Nichteignung des Lebensmittels zum Verzehr durch Kontamination

Alternativen: Einhaltung der GMP-VO und Etablierung eines HACCP-Konzepts in Bezug auf Mineralöl, (Lieferantenvereinbarungen)

Bemerkungen: Aufgrund des globalen Welthandels ist zunächst die Sensibilisierung bezüglich der Mineralölproblematik bei internationalen Zulieferern notwendig und in einigen Fällen bereits Realität. Inwieweit einem bestehenden Minimierungskonzept bei knapper Verfügbarkeit von Rohwaren gefolgt werden kann, wird sich zukünftig zeigen.

Zusammenfassend bleibt festzuhalten, dass bisher keine Gerichtsurteile existieren, die diese Beurteilungspraxis in Verbindung mit den Stellungnahmen zur Toxikologie von Mineralölbestandteilen der Behörden der Risikobewertung bestätigen oder in Frage stellen.

55 Welchen Fokus setzt die Lebensmittel-Überwachung?

Verpackung

Hinsichtlich der eingesetzten Packmaterialien steht der Fokus eindeutig auf den Anforderungen der GMP-VO (EG) Nr. 2023/2006. In diesem Zusammenhang sind sowohl Bedarfsgegenständehersteller als auch Lebensmittelhersteller/-abpacker in der Pflicht.

Wichtig und prüfenswert ist an dieser Stelle auch die Kommunikation zwischen den Wirtschaftsbeteiligten.

Fragestellungen beziehen sich hier insbesondere auf die Festlegung von Verantwortlichkeiten für die Konformitätsarbeit innerhalb der Wertschöpfungskette, d. h. wer führt an welcher Stelle welche konformitätsbeweisenden Prüfungen durch. Von besonderem Interesse sind Spezifikationen, Dokumente der Zulieferer und

II Allgemeine Erläuterungen zu Mineralölbestandteilen in Lebensmitteln

die Umsetzung bzw. Verwertung dieser Informationen in der Produktion und im Qualitätsmanagement, Dokumente zur Eigenkontrolle und die Kommunikation an nachgelagerte Wirtschaftsbeteiligte.

Diese Fragestellungen können nur bei Vor-Ort-Kontrollen bearbeitet werden.

Amtliche Proben, die zur Untersuchung im Labor eingereicht werden, werden je nach Einsatzzweck unterschiedlich beurteilt.

Gegenstände im direkten und extraktiven Lebensmittelkontakt, wie beispielsweise Pizzakartons, Muffinförmchen, Partyteller oder Imbissschalen, müssen aus Frischfaserkarton bestehen, um die Erfordernisse des Art. 3 der VO (EG) 1935/2004 hinsichtlich einer unvertretbaren Veränderung der Zusammensetzung von Lebensmitteln und vor allem der Guten Herstellungspraxis sicher einhalten zu können. Wird eine Kunststofffolie als Zwischenlage genutzt, was beispielsweise bei Partytellern häufig der Fall ist, kann die Beurteilung von der Identität und Dicke des Folienmaterials abhängig sein.

Für Packmaterialien von trockenen oder anderen Lebensmitteln, für die der Stoffübergang über die Gasphase ausschlaggebend ist, ist für die Beurteilung das Gesamtpackkonzept maßgebend. Für direkt in Karton verpackte Lebensmittel gibt es bei den in der Regel sehr langen Mindesthaltbarkeitsdaten wenig Spielraum. Hier kann nur Frischfaserkarton, bedruckt mit mineralölfreien Druckfarben, zum Einsatz kommen. Wird zusätzlich eine Zwischenverpackung, z. B. ein Kunststoffbeutel eingesetzt, werden mittels Identitätsbestimmung und Folienschnitt zur Ermittlung des Schichtaufbaus weitere Informationen zusammengetragen, ehe eine Beurteilung des Produkts erfolgt.

In jedem Fall findet eine Einzelfallprüfung statt und dem Rechtsunterworfenen bleibt die Möglichkeit, seine konformitätsbeweisenden Unterlagen für das Verpackungsmaterial vor einer endgültigen Beurteilung prüfen zu lassen.

Lebensmittel

Für die Beurteilung in Lebensmitteln ist momentan weitgehend allein der MOAH-Gehalt beurteilungsrelevant, sofern die Quelle der MOSH-Kontamination nicht zweifelsfrei ermittelt werden kann und gleichzeitig deren Ursprung nicht in den Packmaterialien zu finden ist.

Es gibt zahlreiche legale Wege für den Eintrag von MOSH in Lebensmittel, weshalb diese Kontamination ohne weiteres Wissen um den Eintragsweg nicht immer einfach zu bewerten ist.

II Allgemeine Erläuterungen zu Mineralölbestandteilen in Lebensmitteln

Zudem steht eine stichhaltige Risikobewertung der MOSH-Bestandteile aus. Die EFSA ist derzeit dabei, eine solche auf den Weg zu bringen.

Herstellung

So wie für die Herstellung von Verpackungsmaterialien die GMP-Verordnung gilt, ist für die Produktion von Lebensmitteln nach Kapitel II Art. 5 der VO (EG) 852/2004 eine Gefahrenanalyse durchzuführen, aus der Verfahren nach HACCP-Grundsätzen resultieren sollten, die bewirken, dass Gefahren vermieden, ausgeschaltet oder auf ein akzeptables Maß reduziert werden.

Dies scheint hinsichtlich der Mineralölproblematik derzeit der Ansatz zu sein, um genau diese Kontaminationen auszuschalten oder auf ein Maß zu reduzieren, welches dem Minimierungsgrundsatz Rechnung trägt.

Die dahingehend eingeleiteten Schritte können neben einer GMP-Prüfung des Verpackungsmaterials Inhalt einer Vor-Ort-Begehung sein.

56 Wie geht der Handel bei Überschreitung der eigenen Grenzwerte vor?

In der Regel werden verschiedene Werte zwischen Handel und Lieferant festgelegt. Betroffen sind die Eigenmarkenprodukte. Für klassisch gehandelte Industriemarkenartikel werden keine Grenzwerte seitens des Handels festgelegt. Die Eigenen festgelegten Werte sind oftmals so genannte Eingreifwerte, bei deren Überschreitung gemeinsam Ursachen definiert und Minimierungsmaßnahmen festgelegt werden. Bei Überschreitung vertraglich vereinbarter Grenzwerte greifen die zivilrechtlichen Maßnahmen wie Verweigerung der Warenannahme über Rückrufe bis zu Schadensersatzansprüchen.

57 Wie gehen NGOs vor?

NGO's gehen in der Regel weit über die vorgesehenen rechtlichen Grenzen hinaus. In einigen Fällen wird der Nachweis des Nichtvorhandenseins (naturwissenschaftlich nicht möglich) unerwünschter Stoffe gefordert. Bei Mineralölrückständen wird z. B. für die aromatischen Kohlenwasserstoffe gefordert, dass deren Gehalt unterhalb der Nachweisgrenze liegt. Auch aufgrund noch nicht hinreichend abgesicherter Analytik ist eine Einhaltung dieser Forderung nicht praktikabel.

II Allgemeine Erläuterungen zu Mineralölbestandteilen in Lebensmitteln

Zudem sind derartige NGO-Befunde Momentaufnahmen, die eher zufällig als signifikant die jeweilige Belastungssituation beschreiben.

58 Was bleibt nach der Druckfarben- und Mineralöl-Verordnung? (Druck Verpackung/Kreislaufwirtschaft)

Durch die geplante Positivliste der zulässigen Substanzen und Verbindungen, die in Druckfarben verwendet werden dürfen, können unerwünschte Stoffe einem Verbotsprinzip mit Erlaubnisvorbehalt unterworfen werden. Wenn auf diese Weise ein Eintrag von Mineralölrückständen in den Altpapierkreislauf verhindert oder zumindest vermindert werden kann, ist wenigstens eine von vielen möglichen Eintragsquellen verstopft. Da Rohstoffe, auch für die Papier- und Pappenherstellung ein weltweites Geschäft sind, hätte nur ein zumindest Europäisches besser ein weltweites Verwendungsverbot von mineralölhaltigen Druckfarben einen signifikanten Erfolg. Eine Lösung der Mineralölrückstandproblematik bedeutet diese geplante Regelung jedoch nicht. Solange keine lebensmittelspezifischen Grenzwerte festgelegt sind, bleibt es durch Druckfarben- und Bedarfsgegenständeregelungen (Verpackungen) bei Sektorregelungen, die die Gesamtproblematik zu mindern helfen aber nicht lösen. Erst Grenzwerte für das Produkt Lebensmittel richten den Blick verbindlich auf die gesamte Wertschöpfungskette einschließlich der supply chain.

III Analytik

59 Welche Methoden gibt es, um Mineralölbestandteile in Lebensmittel zu bestimmen?

Die Messung der Mineralölgehalte in Lebensmitteln ist anspruchsvoll, weil es sich um ein komplexes Gemisch handelt, das als Summe aller Komponenten quantifiziert werden muss.
Bei der gaschromatographischen Untersuchung komplexer Mineralölgemische werden keine scharf aufgelösten, sondern sehr breite Signale, sog. „Humps" (Hügel), erhalten (Abb. 1). Eine Einzelkomponentenanalyse ist aufgrund der komplexen Zusammensetzung und der enormen Anzahl von Substanzen nicht möglich.

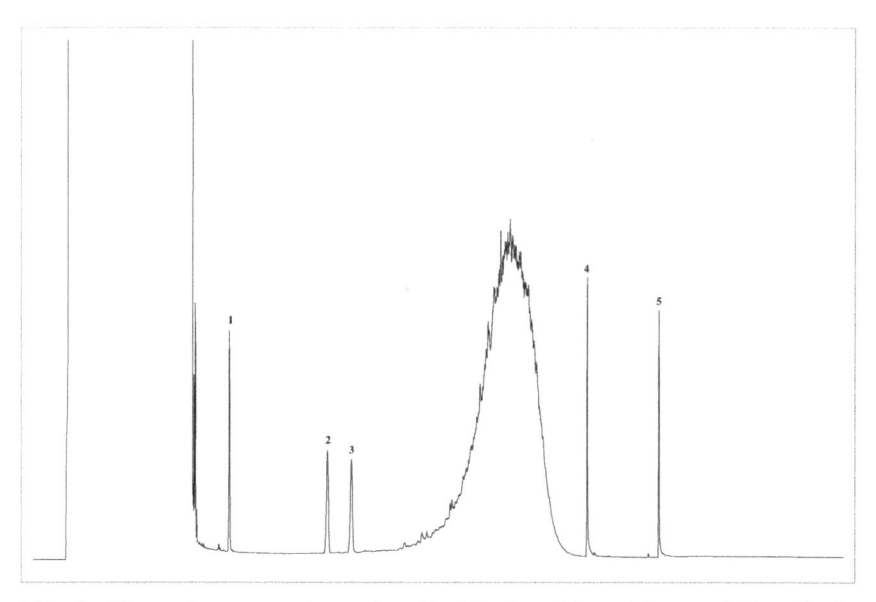

Abb. 1 Chromatogramm eines charakteristischen Mineralölbergs („Hump") der MOSH-Fraktion bei einem kontaminierten Lebensmittel (Beispiel: Schmierfett in Pasta); 1 – n-Undecan (n-C_{11}), 2 – n-Tridecan (n-C_{13}), 3 – Bicyclohexyl (CyCy), 4 – 5-alpha-Cholestan (Cho), 5 – n-Tetracontan (n-C_{40})

III Analytik

Für die Bestimmung der Mineralölkohlenwasserstoffe (MOSH/MOAH) stehen grundsätzlich verschiedene methodische Ansätze zur Verfügung. Mittlerweile hat sich bei den meisten Laboren die Online gekoppelte HPLC-GC-FID als Methode etabliert. Diese Kopplungstechnik wird nach einer speziellen Methode, basierend auf Arbeiten von Herrn Dr. Grob vom Kantonalen Labor Zürich, durchgeführt[15]. Bei der Online HPLC-GC-FID-Methode werden die Mineralölkohlenwasserstoffe nach der Extraktion auf einer Normalphasen-HPLC getrennt und die jeweilige Fraktion (MOSH bzw. MOAH) direkt (online) in den Gaschromatografen transferiert und mittels Flammionisations-Detektor erfasst. Bei diesem Zwei-Komponenten-System dient die HPLC als automatisierte Online Probenvorbereitung, die GC der eigentlichen Bestimmung der entsprechenden Mineralölfraktionen. Man kombiniert dabei die hohe Trenneffizienz der HPLC mit der hohen Trennleistung und schnellen Chromatografie der GC. Herzstück und entscheidend für die erfolgreiche Kopplung dieser beiden Gerätesysteme ist eine geeignete Transfertechnik. Für den HPLC-GC-Transfer wird in diesem Fall die sogenannte Retention-Gap-Technik mit einer unvollständigen simultanen Lösemittelverdampfung verwendet. Dies ist entscheidend für die Erfassung auch der leichtflüchtigen Kohlenwasserstoffe. Die beiden Fraktionen (MOSH und MOAH) werden nacheinander in zwei unabhängigen Läufen direkt auf den GC aufgegeben und analysiert. Verglichen mit einer manuellen, mehrstufigen Aufarbeitung werden durch die automatisierte Probenaufarbeitung Analytverluste und mögliche Kreuzkontaminationen minimiert. Auch sind die Wiederfindungen i. d. R. höher und reproduzierbarer als mit den entsprechenden offline-Varianten.

Nicht für alle Lebensmittel ist die Online-Probenaufreinigung ausreichend. Die beiden Mineralölfraktionen MOSH und MOAH müssen von lebensmitteleigenen Kohlenwasserstoffen und Olefinen unterschieden und abgetrennt werden. Als analytische Hilfstechniken bei komplexen Matrizes (wie z. B. Tee, Schokolade oder pflanzlichen Ölen) werden die Vortrennung an aktiviertem Aluminiumoxid (Abb. 2) zur Abtrennung biogener Kohlenwasserstoffe (ungeradzahlige Paraffine vor allem von C_{23}–C_{35}) und die Epoxidierung zur Eliminierung störender lebensmitteleigener Olefine eingesetzt (z. B. Terpene, Carotinoide).

---

[15] Biedermann, M.; Fiselier, K.; Grob, K.; Aromatic hydrocarbons of mineral oil in foods: method for determining the total concentration and first results; J. Agric. Food Chem.; 2009, 57, 8711–8721

III Analytik

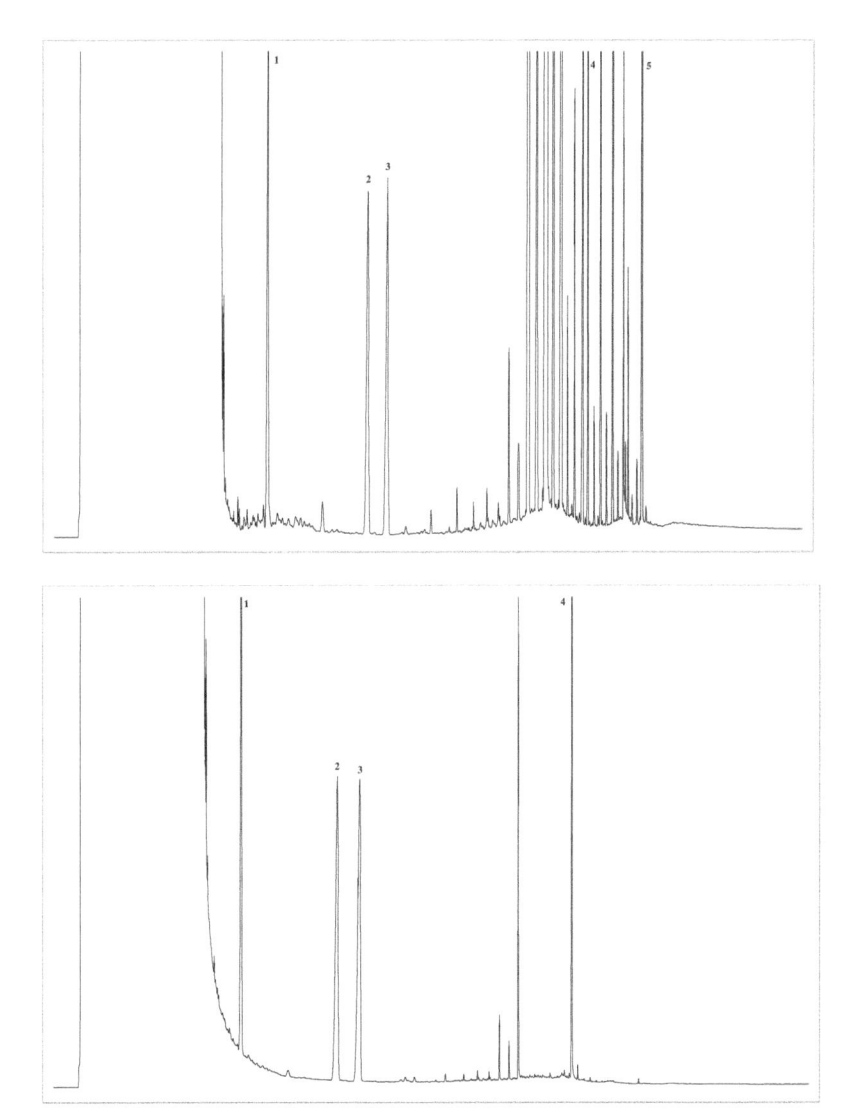

Abb. 2 Chromatogramm der MOSH-Fraktion einer nicht kontaminierten Schokolade vor und nach zusätzlicher Reinigung mit aktiviertem Aluminiumoxid; Interne Standards: 1 – n-Undecan (n-C_{11}), 2 – n-Tridecan (n-C_{13}), 3 – Bicyclohexyl (CyCy), 4 – 5-alpha-Cholestan (Cho), 5 – n-Tetracontan (n-C_{40})

III Analytik

60 Welche Methoden gibt es, um Mineralölbestandteile in Verpackungsmaterialien zu bestimmen?

Kartonverpackungen, insbesondere aus Recyclingkarton, enthalten oft hochmolekulare, gesättigte Kohlenwasserstoffe, vor allem aus Hotmelt-Klebern (Polyolefine) und Druckfarben, die bei der Bestimmung in die MOSH Fraktion gelangen. Diese stören die Gaschromatografie, weil sie selbst bei hohen Temperaturen nicht ausgeheizt werden können.

Da nach derzeitigem Kenntnistand bei diesen Substanzen keine Aufnahme in den menschlichen Metabolismus erfolgt und ein volatiler Übergang der Mineralölkohlenwasserstoffe aus Recyclingkarton auf kürzerkettige Mineralölfraktionen (<n-C_{25}) begrenzt ist, sind die Extraktionsbedingungen für Verpackungsmaterialien so modifiziert, dass langkettige Paraffine ab ca. C_{25} diskriminiert werden. Dies wird durch einen Zusatz von Ethanol zum Extraktionsmittel Hexan erreicht, welches die Löslichkeit dieser Substanzen im Hexan herabsetzt. Außerdem dient das Ethanol als Quellmittel und verbessert so die Extraktion von niedermolekularen Mineralölkohlenwasserstoffen.

Die Extraktion von Verpackungsmaterialien aus Kunststoff hängt nicht nur von deren Schichtdicke, sondern auch von der Durchlässigkeit des Materials ab. Aus Kunststoffen können neben Bestandteilen von Mineralölen auch große Mengen an hochmolekularen Oligomeren extrahiert werden, so dass auch für Kunststoffe die Extraktionsvariante mit Ethanol/Hexan verwendet wird. Ein Großteil der in Kunststoffen aus Polyethylen (PE) oder Polypropylen (PP) bestimmten Mineralölkohlenwasserstoffe sind dabei sogenannte POSH (Polyolefin oligomeric saturated hydrocarbons). POSH sind gesättigte Kohlenwasserstoffe, welche als Oligomere aus Polyolefin-Kunststoffen und verwandten Produkten (z. B. Weichmachern auf Basis von oligomeren Olefinen) in die Lebensmittel übergehen können. Der Extrakt wird anschließend mittels Online HPLC-GC-FID vermessen. Analytisch sind die POSH bislang nicht von MOSH zu trennen. Neue methodische Ansätze mittels zweidimensionaler Gaschromatografie und massenspektrometrischer Detektion (GCxGC-TOF/MS) zeigen aber bereits erste Ansätze einer partiellen Trennung bestimmter POSH-Fraktionen von den MOSH.

III Analytik

61 Wie hat der Probenversand zu erfolgen?

Beim Probenversand müssen mögliche Kontaminationsquellen, wie z. B. Recyclingkarton und bestimmte Kunststoffmaterialien ausgeschlossen werden.

Um eine Sekundärkontamination während des Probenversands zu vermeiden, werden die Probenmuster in Aluminiumfolie eingeschlagen oder in Glas- oder in Kunststoffgefäßen aus Polyethylenterephthalat (PET) verpackt. Da auch Deckeldichtungen Mineralölkohlenwasserstoffe enthalten können, sollte zwischen dem Transportgefäß und dem entsprechenden Deckel Aluminiumfolie gelegt werden. Ein Versand von Probenmustern im Direktkontakt mit Karton oder Kunststoffverpackungen aus PE oder PP ist aus genannten Gründen unbedingt zu vermeiden.

Für die Probenahme gibt es zurzeit keine verbindlichen Vorschriften. Da bei einer Kontamination mit Bestandteilen von Mineralölen aber nicht von einer homogenen Verteilung ausgegangen werden kann, ist die Art der Probenahme von entscheidender Bedeutung. So werden sich bei einer Migration von Mineralölbestandteilen aus einem Umkarton aus Recyclingmaterial, die Produkte an der Außenseite deutlich von denen im Zentrum unterscheiden.

62 Wo liegen die Bestimmungsgrenzen und Messunsicherheiten?

Zurzeit führen unterschiedliche Bestimmungsgrenzen in den einzelnen Laboratorien zu einer unterschiedlichen Bewertung von identischen Proben im Markt.

Ein Lebensmittel, das bei einem angenommenen Gehalt von 0,7 mg/kg MOAH einmal mit einer Bestimmungsgrenze von 1 mg/kg und ein anderes Mal mit einer Bestimmungsgrenze von 0,5 mg/kg untersucht wird, führt einmal zum Ergebnis < 1 mg/kg (keine Reklamation, da unterhalb der Bestimmungsgrenze) und das andere Mal zu einem Befund, der teilweise weitreichende Folgen nach sich ziehen kann[16].

Die Online HPLC-GC-FID Methode ist hinreichend empfindlich, um für einen Großteil der Lebensmittel die vom Bundesministerium für Ernährung im letzten

---

[16] DGF-Fachgruppe Analytik, Qualität und Produktsicherheit; Arbeitsgruppe Produkte und Produktsicherheit; Mineralölkohlenwasserstoffe in pflanzlichen Speiseölen und -fetten; Stand: Dezember 2016

III Analytik

Entwurf der sog. „Mineralöl-Verordnung" vorgeschlagenen Grenzwerte für MOSH und MOAH in Lebensmitteln von 2,0 mg/kg bzw. 0,5 mg/kg zu kontrollieren. Limitierender Faktor für die Bestimmungsgrenze ist die Kapazität der HPLC-Trennsäule für Lipide und die in Lebensmitteln natürlich vorkommenden Substanzen wie Wachse oder Terpene, die bei der Quantifizierung nicht miterfasst werden dürfen. Die Genauigkeit und Empfindlichkeit dieser Analytik wird nicht nur vom verwendeten Verfahren sondern auch von der Art des nachgewiesenen Mineralöls (erkennbar anhand des Siedebereiches und des typischen Peakmusters) und den in der Probe enthaltenen Störsubstanzen beeinflusst. Mineralöle sind Vielstoffgemische, deren Zusammensetzung je nach Einsatz sehr unterschiedlich ist. Ein Dieselöl mit einem höheren Anteil an leichtflüchtigen Komponenten und vielen aufsitzenden n-Alkanen (ca. C_9 bis C_{24}, Siedebereich 160 bis 390 °C) stellt andere Anforderungen an das Verfahren als ein Schmieröl (> C_{17}, Siedebereich > 300 °C), welches vor allem aus Iso- und Cycloalkanen besteht und bei dem die n-Alkane i. d. R. nicht mehr erkennbar sind. Die Bestimmungsgrenze bei diesem Verfahren ist somit abhängig von der Matrix, dem Fettgehalt, der Konzentration und der Molekulargewichtverteilung der Mineralölkohlenwasserstoffe.

Nachfolgend sind die nach derzeitigem Stand der Analytik üblichen Bestimmungsgrenzen, in Abhängigkeit vom Fettgehalt und der aufzuarbeitenden Matrix, als Orientierungswerte aufgeführt:

- fettarme Lebensmittel (< 4 % Fett, z. B. Reis):

0,1–0,2 mg/kg

- mittlerer Fettgehalt (~ 20 % Fett, z. B. Schokolade):

0,5–1 mg/kg

- hoher Fettgehalt (> 40 % Fett, z. B. pflanzliches Öl):

1–5 mg/kg

Der überwiegende Anteil der methodischen Unsicherheit ist nach derzeitigem Kenntnisstand mit der Integration des Mineralölhaufens und mit Interferenzen durch Komponenten der Matrix verbunden. Die Erweiterten Messunsicherheiten sind bei dieser komplexen Analytik, abhängig von der untersuchten Matrix, in einem Bereich von 20 % bis 50 % zu erwarten.

III Analytik

63 Wie sind die Analysenergebnisse zu interpretieren?

Nicht nur die Methodik zur Bestimmung von Mineralölkohlenwasserstoffen ist anspruchsvoll, sondern auch die Bewertung der Analysenergebnisse und die Interpretation der Chromatogramme.

Besondere Bedeutung kommt dabei der intensiven Auswertung und Interpretation der Proben-Chromatogramme zu. Auf folgende Aspekte ist beispielsweise zu achten:

- Überprüfung der Basislinie (eine flache Basislinie ist eine Grundvoraussetzung für die Integration der Mineralölhügel)
- Verifizierung der zugefügten Internen Standards und der mitgeführten Blindwerte
- Erkennen von Störstoffen (z. B. biogene Inhaltsstoffe wie Carotinoide oder Oligomere aus Kunststoffen), die nicht zu den Mineralölen zählen (Abb. 3)

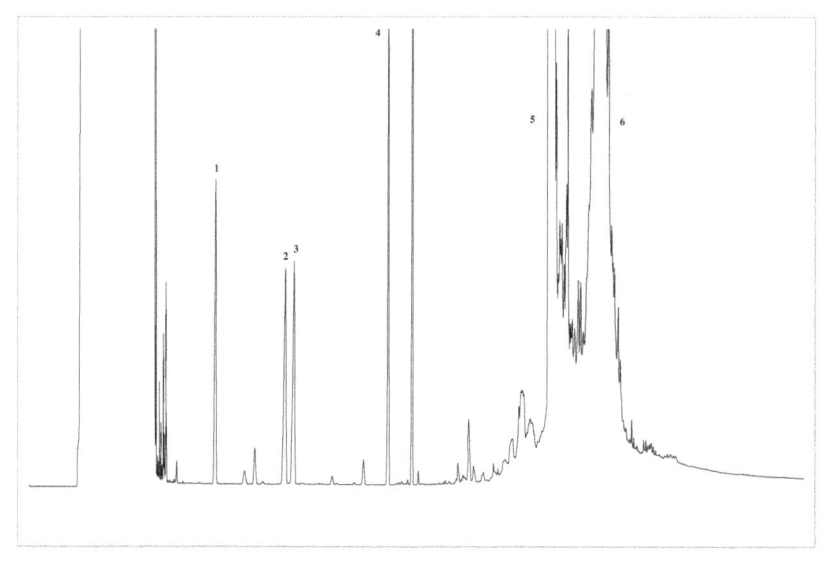

Abb. 3 Chromatogramm der MOAH-Fraktion einer Probe Erdnussöl mit interferierenden, biogenen Inhaltsstoffen (5 – Diterpene, z. B. Squalen; 6 – Triterpene, z. B. Carotinoide); Interne Standards: 1 – Pentylbenzol (PB), 2 – 1-Methylnaphthalin (1-MN), 3 – 2-Methylnaphthalin (2-MN), 4 – Tritert-butylbenzol (TBB)

III Analytik

- Veränderungen im Chromatogramm gegenüber einer unbelasteten Probe mit vergleichbarer Matrix
- Chromatografisches Profil und Molekulargewichtsbereich der Mineralölkohlenwasserstoffe
- Verhältnis der MOSH- zur MOAH-Fraktion
- Marker zur Bestimmung der Herkunft einer Mineralölkontamination vorhanden (z. B. Diisopropylnaphthaline)

Für die Lebensmittelindustrie sind bei einem Positivbefund die Identifizierung der Kontaminationsquelle und das Einleiten entsprechender Maßnahmen erste Priorität. Die intensive Zusammenarbeit mit einem kompetenten Analysenlabor kann hier wertvolle Hinweise geben. Deshalb sollten bereits aus den Analyseergebnissen und den chromatografischen Profilen möglichst viele Anhaltspunkte für die mögliche Kontaminationsquelle abgeleitet werden. Im Rahmen einer systematischen Betrachtung der Produktionsabläufe (Stufenkontrolle) kann dann deutlich effizienter die Eintragsquelle lokalisiert oder zumindest eingegrenzt und damit entsprechende Lösungsansätze zur Vermeidung einer Kontamination entwickelt werden.

64 Welche Inhaltsstoffe lassen Rückschlüsse auf welche Eintragsquellen zu?

Bestimmte Inhaltsstoffe in der MOSH- bzw. der MOAH-Fraktion lassen Rückschlüsse auf die mögliche Eintragsquelle zu.

So ist z. B. die Peakgruppe der Diisopropylnaphthaline (DIPN) in der MOAH-Fraktion ein Indikator für einen Eintrag aus Recyclingkarton und -papier. DIPN wird in großen Mengen für die Herstellung von Durchschreibepapier verwendet. DIPN ist ein spezifischer Indikator für Recyclingpapiere, weil kaum andere Verwendungen bekannt sind[17]. Die DIPN eluieren im Chromatogramm der MOAH-Fraktion als charakteristische Peakgruppe nach dem üblicherweise verwendeten Verifizierungsstandard Tritertiärbutylbenzol (TBB).

---

[17] Bundesinstitut für Risikobewertung (BfR); Kantonales Labor Zürich; Messung von Mineralöl-Kohlenwasserstoffen in Lebensmitteln und Verpackungsmaterialien; Online: http://www.bfr.bund.de/cm/343/messung-von-mineraloel-kohlenwasserstoffen-in-lebensmitteln-und-verpackungsmaterialien.pdf; Zugriff: 26.01.2017

III Analytik

Mineralöle enthalten Substanzen, die als Marker für die fossile Herkunft angesehen werden. Bekannt sind die Hopane und Sterane. Hopane sind über charakteristische Ionen-Fragmente mittels zweidimensionaler GCxGC-TOF/MS nachweisbar.

Neben den MOSH lassen sich im GCxGC auch Polyolefin-Oligomere aus Kunststoffen (POSH) erkennen. Bei einer Kontamination mit POSH aus Polypropylen (PP) zum Beispiel sind diese sehr gut im GCxGC-TOF/MS zu erkennen.

65 Wann ist mit amtlichen Methoden zu rechnen?

In der Praxis hat sich gezeigt, dass Abweichungen von Ergebnissen aus unterschiedlichen Laboren, insbesondere bei Gehalten im niedrigen Bereich, teilweise inakzeptabel hoch sein können.

Bei durchgeführten Laborvergleichsuntersuchungen (lab-to-lab checks) und Eignungsprüfungen hat sich immer wieder gezeigt, dass eine nicht einheitliche Vorgehensweise (z. B. bei der Extraktion der Probenmuster oder bei der Integration der Chromatogramme) zu deutlich abweichenden Ergebnissen führt. Erfolgte eine erneute Untersuchung nach klaren Vorgaben, so waren die Ergebnisse i. d. R. sehr gut übereinstimmend. Die von vielen Laboren gestellte Forderung nach einer standardisierten Vorgehensweise für die Bestimmung der Mineralölkohlenwasserstoffe in Lebensmitteln und Verpackungsmaterialien ist in Anbetracht der Anzahl an Positivbefunden, der Konsequenzen und weitreichenden Folgen für die Hersteller und des möglichen toxikologischen Potentials, eine wünschenswerte Maßnahme. Die Online HPLC-GC-FID-Methode wurde für die Matrix Fette und Öle und Lebensmitteln auf der Basis von Pflanzenölen in einem Methodenringversuch auf internationaler Ebene im Rahmen einer CEN-Methode (FprEN 16995:2016) validiert. Die Methode wurde sowohl an natürlich kontaminierten als auch an gespikten Probemustern getestet. Nach den Ringversuchsergebnissen hat sich das Verfahren bei Gehalten an MOSH und MOAH von jeweils über 10 mg/kg als geeignet erwiesen. Die Veröffentlichung dieses Norm-Verfahrens ist für das Jahr 2017 angekündigt.

66 Welche Stoffe können analytisch voneinander getrennt und bestimmt werden – und welche nicht?

Mit den Summenparametern MOSH und MOAH werden u. U. auch Stoffe erfasst, die nicht zu den Mineralölen zählen.

So ist z. B. eine Unterscheidung der gesättigten Mineralölkohlenwasserstoffe (MOSH) von Oligomeren aus Kunststoffen (POSH – Polyolefin oligomeric satu-

III Analytik

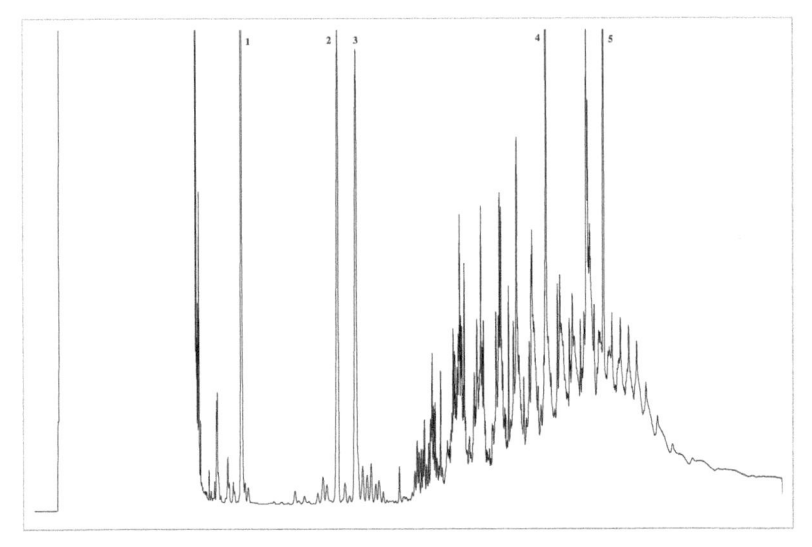

Abb. 4 Typische Signalgruppen der Polyolefin-Oligomeren aus einer Polypropylenfolie im Chromatogramm der MOSH-Fraktion; Interne Standards: 1 – n-Undecan ($n\text{-}C_{11}$), 2 – n-Tridecan ($n\text{-}C_{13}$), 3 – Bicyclohexyl (CyCy), 4 – 5-alpha-Cholestan (Cho), 5 – n-Tetracontan ($n\text{-}C_{40}$)

rated hydrocarbons) oder Poly-Alpha-Olefinen (PAO) mit der Online HPLC-GC-FID-Methode bislang nicht möglich. Allerdings liefern die charakteristischen chromatografischen Profile („Fingerprint") dieser Substanzen Hinweise auf deren Anwesenheit.

Die meistgenutzten Kunststoffpolymere für Lebensmittelverpackungen sind Polyethylen (PE) und Polypropylen (PP). Polyolefin-Oligomere aus diesen Kunststoffen bestehen vorwiegend aus gesättigten Kohlenwasserstoffen, meist mit verzweigten Ketten und als Gemisch einer großen Zahl von Isomeren. Untersuchungen haben gezeigt, dass POSH von der Verpackung in Lebensmittel migrieren. Die POSH von PP zeigen im Chromatogramm charakteristische Peakgruppen bzw. -haufen mit regelmäßigen Abständen von drei Kohlenstoffatomen (Abb. 4). POSH von PE enthalten für gewöhnlich geradzahlige n-Alkane, in erster Linie C_{12}, C_{14} und C_{16} sowie einige weitere kleinere charakteristische Peaks. POSH enthalten keine aromatischen Kohlenwasserstoffe.

Zeigt die MOSH-Fraktion im Molekulargewichtsbereich von etwa C_{32} bis C_{50} ein typisches Peak-Cluster mit 2–3 Peakhaufen in regelmäßigen Abständen mit einer

III Analytik

Breite von etwa 6–8 Kohlenstoffatomen, so deutet dies auf eine Verunreinigung mit Poly-Alpha-Olefinen (PAO) hin (Abb. 5). Niedrig molekulare PAO sind beispielsweise Hauptbestandteil synthetischer Motorenschmieröle oder von im Lebensmittelbereich eingesetzten Schmierölen; höher molekulare PAO werden für Kleber eingesetzt (Hauptbestandteil von Hotmelt-Klebern).

Generell sollte bei auffälligen oder unplausiblen Ergebnissen eine Absicherung der Ergebnisse mittels zweidimensionaler Gaschromatografie mit massenselektivem Detektor (GCxGC-TOF/MS) erfolgen. Mit dieser Technik lassen sich die beiden Zielfraktionen MOSH und MOAH in strukturelle Subgruppen, beispielsweise die MOAH nach der Anzahl der aromatischen Ringe, auftrennen. Bei der GCxGC werden statt einer GC-Trennsäule zwei Säulen mit möglichst orthogonalen Trenneigenschaften (polar/unpolar) eingesetzt, wodurch es möglich wird, die chromatografische Auflösung und damit die Peakkapazität signifikant zu steigern. Es erfolgt eine Trennung nach Siedepunkten und nach Polarität.

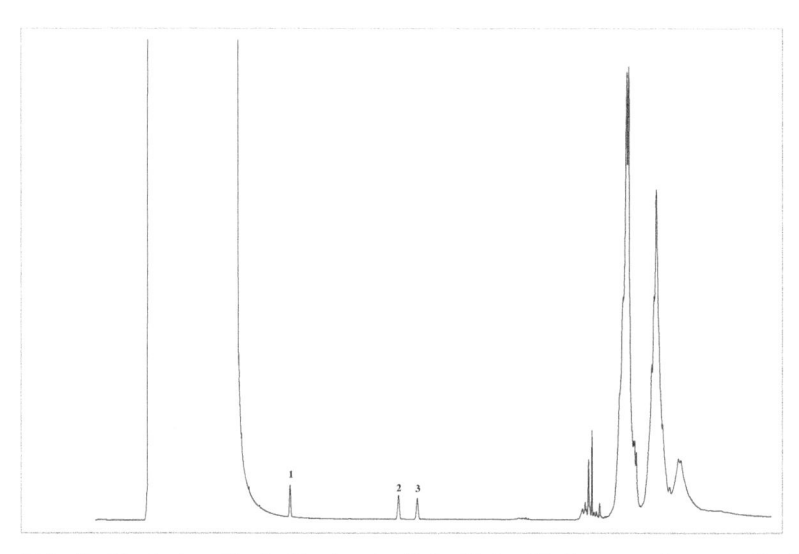

Abb. 5 Typisches Peak-Cluster der Poly-Alpha-Olefine aus einem synthetischen Schmierfett. Interne Standards: 1 – n-Undecan (n-C_{11}), 2 – n-Tridecan (n-C_{13}), 3 – Bicyclohexyl (CyCy)

III Analytik

67 Welche Labor-Vergleichs-Untersuchungen liegen vor?

Labor-Vergleichs-Untersuchungen sind in der chemischen Analytik ein wichtiger Baustein der Qualitätskontrolle. Ein Labor kann in diesen Tests die eigenen Ergebnisse mit den Resultaten anderer Labore vergleichen und damit die Leistungsfähigkeit der eigenen Methode überprüfen.

Neben der 2012 vom Institut Kirchhoff Berlin GmbH durchgeführten Laborvergleichsuntersuchung mit 17 Laboratorien mit vier verschiedenen Matrices bietet mittlerweile das Deutsche Referenzbüro für Lebensmittel-Ringversuche & Referenzmaterialien (DRRR) Ringversuche für die Untersuchung von Mineralölkohlenwasserstoffen in verschiedenen Matrices an (z. B. Reis, Cerealien, Fette/Öle, Karton). Auch die Deutsche Gesellschaft für Fettwissenschaft e. V. (DGF) bietet in ihrer jährlich stattfindenden Laborvergleichsuntersuchung im Bereich pflanzliche Fette und Öle die Untersuchung auf Mineralölkohlenwasserstoffe an.

IV Ursachenermittlung und Maßnahmen

68 Welche Eintragsquellen gibt es und welche Maßnahmen sind zu ergreifen, um diese in den Griff zu bekommen?

Wir wissen in der Zwischenzeit, dass Mineralölrückstände in Lebensmittel nicht nur von Verpackungen, hergestellt aus Recyclingpapier resultieren. Vielmehr sind eine Reihe von Eintragsquellen für MOSH und MOAH bekannt, wie zum Beispiel:

- Altpapier für die Herstellung von Papiersäcke und Kartons
- Druckfarben auf Verpackungen
- Jute- und Sisalsäcke behandelt mit Batching Oils
- Schmieröle/Getriebeöle aus Erntemaschinen und Traktoren
- Sammlung und Transport von Rohwaren, z. B. in leeren, nicht gereinigte Ölkanistern
- Schmieröle/Getriebeöle in Verarbeitungsmaschinen, Antriebe
- Öle aus Kompressoren in Druckluft
- Geölte/gefetete Maschinen und Maschinenoberflächen mit Weißöle
- Öle als Zutat zu Lebensmittel, z. B. mit Mineralölen kontaminiertes Sonnenblumenöl
- Abgase durch Verbrennung von Erdölprodukten
- Feinstäube von Asphalt
- Trocknung von Rohwaren über offenen Feuer

Diese Vielzahl an Eintragsquellen zeigt, wie komplex die Problematik ist. Stellen Sie sich vor Sie beziehen von Ihren Lieferanten Rohstoffe, die aus unterschiedlichen Ländern kommen und unter Umständen von hunderten von Farmern/Bauern angebaut, geerntet, gesammelt und weitertransportiert werden. Sie kennen weder deren verwendete Geräte, noch deren Materialien/Verpackungsmaterialien, Fahrzeuge, Umweltbedingungen etc.

IV Ursachenermittlung und Maßnahmen

Für Ihre tägliche Arbeit : Wie wollen Sie unter diesen Umständen durchgängige und nachhaltige Vermeidungs- oder Reduzierungsmaßnahmen implementieren und sicherstellen? Aufgeben wäre der falsche Weg. Also, fangen wir an.

Gehen wir also **systematisch** vor:

1. ANALYSE der Eintragsquellen:

1.1 im eigenen Unternehmen

1.2 bei den Lieferanten

1.3 auf den Transporten

2. Erstellung einer ERSTEN GEFAHRENANALYSE & RISIKOBEWERTUNG

2.1 der Prozesse und Produkte im eigenen Unternehmen

2.2 der Prozesse und Produkte bei den Lieferanten

2.3 der Transportwege

3. Festlegung von MASSNAHMEN aus den Gefahrenanalysen & Risikobewertungen

3.1 im eigenen Unternehmen

3.2 bei den Lieferanten

3.3 auf den Transporten

4. ÜBERWACHUNG der Wirksamkeit der festgelegten Maßnahmen. Diese Überwachungsmaßnahmen sollten in erster Linie durch eine Auditierung der Prozesse, a. im eigenen Unternehmen, b. bei den Lieferanten und c. auf den Transportwegen erfolgen.

Analysen auf Rückstände von MOSH und MOAH sollten zur Verifizierung der Wirksamkeit der umgesetzten Maßnahmen durchgeführt werden, können aber keine Auditierung oder Inspektion der Prozesse ersetzen.

5. Erstellung einer ZWEITEN GEFAHRENANALYSE & RISIKOBEWERTUNG nach der Umsetzung der Maßnahmen und deren festgestellter Wirksamkeit; analog Punkt 2 für die Prozesse und Produkte im eigenen Unternehmen, bei den Lieferanten und auf den Transportwegen.

IV Ursachenermittlung und Maßnahmen

69 Welche Materialien und Lagerbedingungen beeinflussen die Migration und haben Wechselwirkungen zwischen Lebensmittel und Verpackungsmaterial?

Grundsätzlich ist die Migration von Stoffen aus Verpackungsmaterialien in das Lebensmittel abhängig von der Eigenschaft des Stoffes (z. B. nicht, schwer oder leicht flüchtig), Bindung des Stoffes im System (Verpackungsmaterial), Temperatur und Zeit. Mit steigender Temperatur erhöht sich die Migration von Stoffen. Das spielt vor allem dann eine Rolle, wenn Produkte höheren Temperaturen ausgesetzt sind, z. B. beim Transport aus tropischen Ländern oder unter- schiedlichen Klimazonen.

Wie bekannt migrieren Mineralölbestandteile aus verwendeten Recyclingmaterialien in Papierverpackungen in das Lebensmittel. Dabei begünstigen fetthaltige Lebensmittel wie Öle, Fette, Ölsaaten, Nüsse, Gewürze, etc die Aufnahme von Mineralölbestandteile, nach dem Prinzip „gleiches löst sich in gleichem". Das bedeutet, dass bei diesen Lebensmitteln mit einer verstärkten Kontamination zu rechnen ist. Etwaige zusätzliche Kontaminationen aus Betriebsstoffen und Zutaten wie Schmierstoffen, Öle, Fette, Leime, Klebstoffe und Farben müssen ebenfalls berücksichtigt werden.

Für Ihre tägliche Arbeit: Diese Erkenntnisse sollten in die Gefahrenanalyse und Risikobewertung einbezogen werden.

70 Was soll ein Monitoring im Betrieb beinhalten und welche Stufenkontrollen können sinnvoll und notwendig sein?

Ein Monitoring ist abhängig von den ermittelten Ursachen (siehe Punkt 1) oder möglich Ursachen auf Basis einer Gefahrenanalyse und Risikobewertung (siehe Punkt 2).

1. Monitoring/Stufenkontrolle im Unternehmen

Quelle Mineralöle	Fragestellung	Maßahmen
Schmierstoffe, Fette in Maschinen	frei von Mineralöle? Zusammensetzung bekannt?	**wenn ja**: keine Prüfung auf Mineralölrückstände erforderlich **wenn nein**: Ersatz durch mineralölfreie Schmierstoffe, Fette und Prüfung auf Mineralölrückstände

IV Ursachenermittlung und Maßnahmen

Quelle Mineralöle	Fragestellung	Maßahmen
Druckluft	ölfrei?	**wenn ja:** keine Prüfung auf Mineralölrückstände erforderlich **wenn nein:** Ölfreiheit sicherstellen und Prüfung auf Mineralölrückstände
Maschinenoberfläche	werden die Oberflächen geölt?	**wenn nein:** keine Prüfung auf Mineralölrückstände erforderlich **wenn ja:** Maschinenoberfläche nicht ölen
Druckfarben	frei von Mineralöle? Zusammensetzung bekannt?	**wenn ja:** keine Prüfung auf Mineralölrückstände erforderlich **wenn nein:** Ersatz durch mineralölfreie Druckfarben und Prüfung auf Mineralölrückstände
Verpackungsmaterial	frei von Mineralöle? Zusammensetzung bekannt?	**wenn ja:** keine Prüfung auf Mineralölrückstände erforderlich **wenn nein:** Ersatz durch mineralölfreie Verpackungsmittel, bzw. ohne Verwendung ohne Recyclingmaterial und Prüfung auf Mineralölrückstände

2. Monitoring/Stufenkontrolle bei Lieferanten

Die Maßnahmen sollten mit den Lieferanten abgestimmt werden. Es gelten im Prinzip die gleichen Einflußfaktoren wie im eigenen Unternehmen. Entsprechend werden die Maßnahmen festgelegt.

3. Monitoring/Stufenkontrolle im Lager und auf dem Transportweg

Zur Ermittlung des Risikos einer Mineralölkontamination sollte der Rückstandsgehalt vor und nach der Lagerung und Transport ermittelt werden. Auf Basis der Erkenntnisse können anschließend die Maßnahmen festgelegt werden.

71 Welche Möglichkeit zur Gefahrenanalyse & Risikobewertung ist sinnvoll?

Die Gefahren und Risiken einer Mineralölkontamination können mittels einer Fehlermöglichkeits- und -einflussanalyse (FMEA) ermittelt werden. Dabei werden die Auftretenswahrscheinlichkeit (A), Entdeckungswahrscheinlichkeit (E) und dem Schweregrad (S) bewertet.

IV Ursachenermittlung und Maßnahmen

Für die Auftretenswahrscheinlichkeit und Entdeckungswahrscheinlichkeit werden die Erkenntnisse aus der Ursachenermittlung (siehe Punkt 1) berücksichtigt. Der Schweregrad einer gesundheitlichen Beeinträchtigung ist jedoch schwierig zu beurteilen, da eindeutige wissenschaftliche Studien derzeit nicht vorhanden sind.

Eine weitere praktische Möglichkeit ist die Auswertung der Meldungen gemäß dem EU Schnellwarnsystem RASFF. Im Zeitraum von 2003 bis 2016 sind folgende Meldungen zu Mineralölrückständen genannt:

Lebensmittel	Anzahl Meldungen
Sonnenblumenöl	94
Walnussöl	26
Maiskeimöl	3
Rosinen	3
Rapsöl, Butter	je 2
Nudeln, Süßwaren, Kuchen, Löffelbiskuit, Sauce	je 2
Palmöl, Geflügelfett, Gemüsepaprika	je 1

Für Ihre tägliche Arbeit: Die Auswertung des Schnellwarnsystems kann als Grundlage für eine Gefahrenanalyse und Risikobewertung verwendet werden.

72 Was sind bewährte Maßnahmen zur Reduktion und zum Monitoring?

Maßnahmen zur Reduktion von Mineralölrückstände erfordern eine Zusammenarbeit mit dem Einkauf (Kontakt/Absprache mit den Lieferanten), dem Verkauf/Vertrieb (Kontakt/Absprache mit den Kunden), der Herstellung/Produktion (Einsatz der Verpackungsmaterialien), der Logistik (Kontakt/Absprache mit den Speditionen) und der QS (Vorgaben, Anweisungen, Kontrollen/Prüfungen, Audits).

Die Umsetzung der Reduktionsmaßnahmen folgt nach dem ALARA Prinzip („as low as reasonably achievable"), also so weit wie technisch möglich/machbar. Als Leitwert kann der MOAH-Rückstand von 0,5 mg/kg (vierter Entwurf der 22. Verordnung zur Änderung der Bedarfsgegenständeverordnung) verwendet werden.

Barrieren schaffen Abhilfe gegen Migrationen. Konventionelle Kunststoffe wie Polyethylen oder Polypropylen haben sich als weniger sicher erwiesen, ebenso wie Metallschichten oder Lackierungen, da sie eine Migration nur kurzfristig ver-

IV Ursachenermittlung und Maßnahmen

hindern. Demzufolge müssen speziell geeignete Folien verwendet werden. Welche funktionellen Barrieren den gewünschten Erfolg einer Reduktion oder Vermeidung von Migrationen bringen, muss in der Praxis durch Migrationsprüfungen bestätigt werden.

Quelle Mineralöle	Maßnahmen zur Reduktion und Monitoring/Kontrollen	Machbarkeit
Verwendung von Recyclingmaterialien in Papiersäcke, Kartons	• Verwendung von Frischfaserpapier • Einsatz von Barrierefolien • Migrationsprüfungen Verpackungsmittel, bzw. Rückstandsprüfung Lebensmittel	a. gut umsetzbar im eigenen Unternehmen; b. bei Lieferanten in Absprache
Druckfarben auf Verpackungen	• Verzicht von ölhaltigen Druckfarben • Einsatz von Barrierefolien • Migrationsprüfungen Verpackungsmittel, bzw. Rückstandsprüfung Lebensmittel	a. gut umsetzbar im eigenen Unternehmen; b. bei Lieferanten in Absprache
Verwendung von Jutesäcke/Sisalsäcke (mit Batching Öle behandelt)	• Verzicht von Jutesäcke/Sisalsäcke, bzw. Verwendung von Jutesäcke/Sisalsäcke ohne Batching Oils • Einsatz von Barrierefolien • Migrationsprüfungen Verpackungsmittel, bzw. Rückstandsprüfung Lebensmittel	a. gut umsetzbar im eigenen Unternehmen; b. bei Lieferanten in Absprache
Schmieröle aus Erntemaschinen, Traktoren	• Absprache mit Lieferanten, Farmer • Rückstandsprüfungen Rohstoffe	in Abhängigkeit von den Absprachen mit den Lieferanten, Farmer
Druckluft (ölhaltig)	• Sicherstellung einer Ölfreiheit der Druckluft • Rückstandsprüfung Lebensmittel	a. gut umsetzbar im eigenen Unternehmen; b. bei Lieferanten in Absprache
Verwendung von Öle für Maschinenoberfläche	• Verzicht auf Verwendung von Öle für Maschinenoberfläche	a. gut umsetzbar im eigenen Unternehmen; b. bei Lieferanten in Absprache
Öle als Zutat	• Sicherstellung einer Freiheit von Mineralöle der verwendeten Öle/ölhaltigen Zutaten • Rückstandsprüfung Lebensmittel	a. gut umsetzbar im eigenen Unternehmen; b. bei Lieferanten in Absprache

IV Ursachenermittlung und Maßnahmen

Quelle Mineralöle	Maßnahmen zur Reduktion und Monitoring/Kontrollen	Machbarkeit
Feinstäube durch Asphalt	• Absprache mit Lieferanten, Farmer (Anbau, Trocknung, Lagerung fern von Straßen) • Rückstandsprüfungen Rohstoffe	in Abhängigkeit von den Absprachen mit den Lieferanten, Farmer

73 Was soll ein Audit beim Rohstofflieferanten beinhalten, um Informationen über mögliche Mineralöleinträge zu erhalten?

Ziel eines Audits ist zunächst die Ermittlung der Ursachen/Quellen für eine mögliche Mineralölkontamination und anschließlich die Festlegung von Maßnahmen zur Reduktion oder Vermeidung von Mineralölkontaminationen.

Das Audit sollte die Prüfung der gesamten Supply Chain umfassen, von den Feldern bis zum Versand/Transport:

Felder, Farmer

- Anbau in Straßennähe
- Kontrolle der Ernte, verwendete Behältnisse
- Kontrolle der Erntefahrzeuge, Traktoren auf etwaige Ölkontaminationen durch Leckagen

⇩

Lagerung und Transport der Rohstoffe

- Kontrolle der Lagerbedingungen
- Kontrolle der Sauberkeit der Lagerhäuser und Transportmittel
- Kontrolle der verwendete Verpackungsmittel oder Lagerbehandlungsmittel

⇩

IV Ursachenermittlung und Maßnahmen

Verarbeitung, Verpackung
- Kontrolle der verwendete Zutaten und Verpackungsmittel
- Kontrolle der Maschinen auf etwaige Ölkontamination durch Leckagen
- Kontrolle der verwendeten Maschinenöle, Schmiermittel

⇩

Lagerung und Transport
- Kontrolle der Lagerbedingungen
- Kontrolle der Sauberkeit der Lagerhäuser und Transportmittel
- Kontrolle der verwendete Lagerbehandlungsmittel

74 Wie kann ein Hersteller die Anforderungen seiner Kunden an die Lieferanten weitergeben?

Die Weitergabe der Kundenanforderungen an die Lieferanten erfordert wieder die Zusammenarbeit mit dem Verkauf/Vertrieb (Kontakt/Absprache mit den Kunden), dem Einkauf (Kontakt/Absprache mit den Lieferanten) und der QS (Vorgaben, Anweisungen, Kontrollen/Prüfungen).

Für Ihre tägliche Arbeit: Vorgaben, Anweisungen, Unterlagen

- Prüfung der Kundenanforderungen auf Machbarkeit und Plausibilität
- Erstellung einer klaren Anweisung und Information an die Lieferanten, z. B. in Form von Einkaufsspezifikationen, Produktbeschreibungen
- Prüfung der Machbarkeit durch die Lieferanten; Rückmeldung/Bestätigung von den Lieferanten
- Absprache der erforderlichen Prüfungen und Durchführung von Produkten und Verpackungsmaterialien: Parameter, Häufigkeit, Methode

Die vertragliche Vereinbarung/Absprache mit dem Lieferanten kann in Form einer Qualitätssicherungsvereinbarung QSV festgelegt werden. Die oben genannten Anweisungen und Unterlagen sind Bestandteil der QSV.

IV Ursachenermittlung und Maßnahmen

75 Was gehört zu einem systematischen Lieferanten- und Audit-Management? Wie sollten Lieferanten-Audits erfolgen?

Für ein systematisches Lieferanten- und Audit-Management sollten zunächst die Ziele von Lieferantenaudits festgelegt werden.

Die Audits sollten von qualifizierten Auditoren durchgeführt und müssen mit den Lieferanten abgestimmt werden.

Ein spezifisches Audit zur Ermittlung von Ursachen von Mineralölkontaminationen kann wie folgt durchgeführt werden:

1. Planungsphase

- Planung des Audits durch die QS/Auditoren und den Einkauf
- Abfrage bei den Lieferanten zu verwendeten Verpackungsmittel, Erntetechniken, Maschinen, Öle, Verarbeitungsprozesse, etc.
- Aus den von den Lieferanten erhaltenen Informationen, den eigenen Daten und Informationen sollte eine „Checkliste" für das Audit erstellt werden.
- Absprache mit den Lieferanten bzgl. Termine, benötigte Unterlagen, etc. für das Audit

2. Ausführungsphase

- Ausführung des Audits durch die QS/Auditoren und den Einkauf unter Verwendung der erarbeiteten „Checkliste"

3. Auswertungsphase

- Festlegung der Korrekturmaßnahmen in Abstimmung mit dem Lieferanten (wichtig!): Einzelmaßnahmen, Termine, Zuständigkeiten

4. Überwachungsphase

- Überwachung auf Einhaltung der festgelegten Maßnahmen
- Wirksamkeitskontrolle der umgesetzten Maßnahmen, z. B. durch entsprechende Kontrollen und Prüfungen der erhaltenen Rohstoffe/Produkte auf Mineralölrückstände
- Festlegung von resultierenden Maßnahmen im eigenen Unternehmen, wie Prüfpläne/Monitoring

IV Ursachenermittlung und Maßnahmen

- Erstellung der Lieferantenbewertung (siehe Punkt 11); ggf. auch Risikobewertung

76 Welches sind die Kriterien zur sicheren Lieferantenbewertung?

Eine sichere Lieferantenbewertung sollte auf Basis von objektiven Kriterien, wie Fakten und Daten erfolgen. Die Fakten und Daten ergeben sich aus Audits, Informationen und Prüfergebnissen.

Kriterien (aus QS Sicht) können sein:

- Implementiertes QM System: Ja/Nein
- Implementiertes HACCP System: Ja/Nein
- Risikobasierte Qualitätskontrollen: Ja/Nein
- Risikobasiertes Lieferantenauswahlsystem: Ja/Nein
- Umsetzung von Korrektur- und Vorbeugemaßnahmen: Ja/Nein
- Bereitschaft zur Umsetzung von Maßnahmen: Ja/Nein
- Einhaltung der vereinbarten Termine/Fristen: Ja/Nein

Je nach Bedeutung für das Unternehmen, können die Kriterien mittels eines Punkte- oder Notensystem bewertet werden; ggf. auch zusätzlich mit Gewichtung durch einen Multiplikationsfaktor.

Auf Basis der ermittelten Punkte oder Noten können die Lieferanten bewertet werden, z. B.:

- 1 bis x Punkte (nicht akzeptierter Lieferant),
- x+1 bis y Punkte (bedingt akzeptierter Lieferant),
- y+1 bis z Punkte (akzeptierter Lieferant).

Resultierende Maßnahmen bei den Lieferanten ergeben sich in Abhängigkeit der Bewertung und festgestellten Abweichungen.

77 Was sollten Konformitätserklärungen enthalten? Wo helfen sie und wo nicht?

Grundsätzlich sind Konformitätserklärungen und dazugehörige Verpackungsmittelspezifikationen eine gute Informationsquelle zur Ermittlung des Risikos einer etwaigen Mineralölbelastung von Verpackungsmitteln.

In der Regel beziehen sich Konformitätserklärungen auf die Verordnung (EU) Nr. 1935/2004 (Rahmenverordnung für Bedarfsgegenstände) und auf die abgeleitete GMP Verordnung (EU) Nr. 2023/2006 zur Herstellung von Lebensmittelbedarfsgegenstände. Konformitätserklärungen die sich nur auf diese Punkte beziehen helfen wenig in Bezug auf die Ermittlung etwaiger Mineralölrückstände.

Spezifikationen von Verpackungsmittel sind oftmals dann aussagekräftiger, wenn diese spezifische Angaben zu Mineralölrückstände enthalten, wie z. B.:

- Papier hergestellt aus ..., bzw. aus nicht-recycling Materialien
- Druckfarben hergestellt aus ..., bzw. aus mineralölfreien Stoffen
- Leime, Bindemittel hergestellt aus ..., bzw. mineralölfreien Stoffen

und durch beigefügte Prüfberichte zu Mineralölrückstände belegt sind.

> § Vierter Entwurf der 22. Verordnung zur Änderungen der Bedarfsgegenständeverordnung

Der vierte Entwurf der 22. Verordnung zur Änderung der Bedarfsgegenständeverordnung mit Stand vom 7. März 2017 nennt im neu eingeführten § 6a, dass Lebensmittelbedarfsgegenstände aus Papier, Pappe oder Karton unter Verwendung von Altpapierstoffen, die in Deutschland hergestellt und in den Verkehr gebracht werden, ausschließlich mit einer funktionellen Barriere ausgestattet werden müssen, die geeignet ist, den nachweisbaren stofflichen Übergang von aromatischen Mineralkohlenwasserstoffen MOAH zu verhindern. Das wäre die Anwendung im Sinne des ALARA Prinzip.

Wenn Konformitätserklärungen und Verpackungsmittelspezifikationen keine detaillierten Angaben zu etwaigen Mineralölrückstände enthalten, sollten diese angefordert werden.

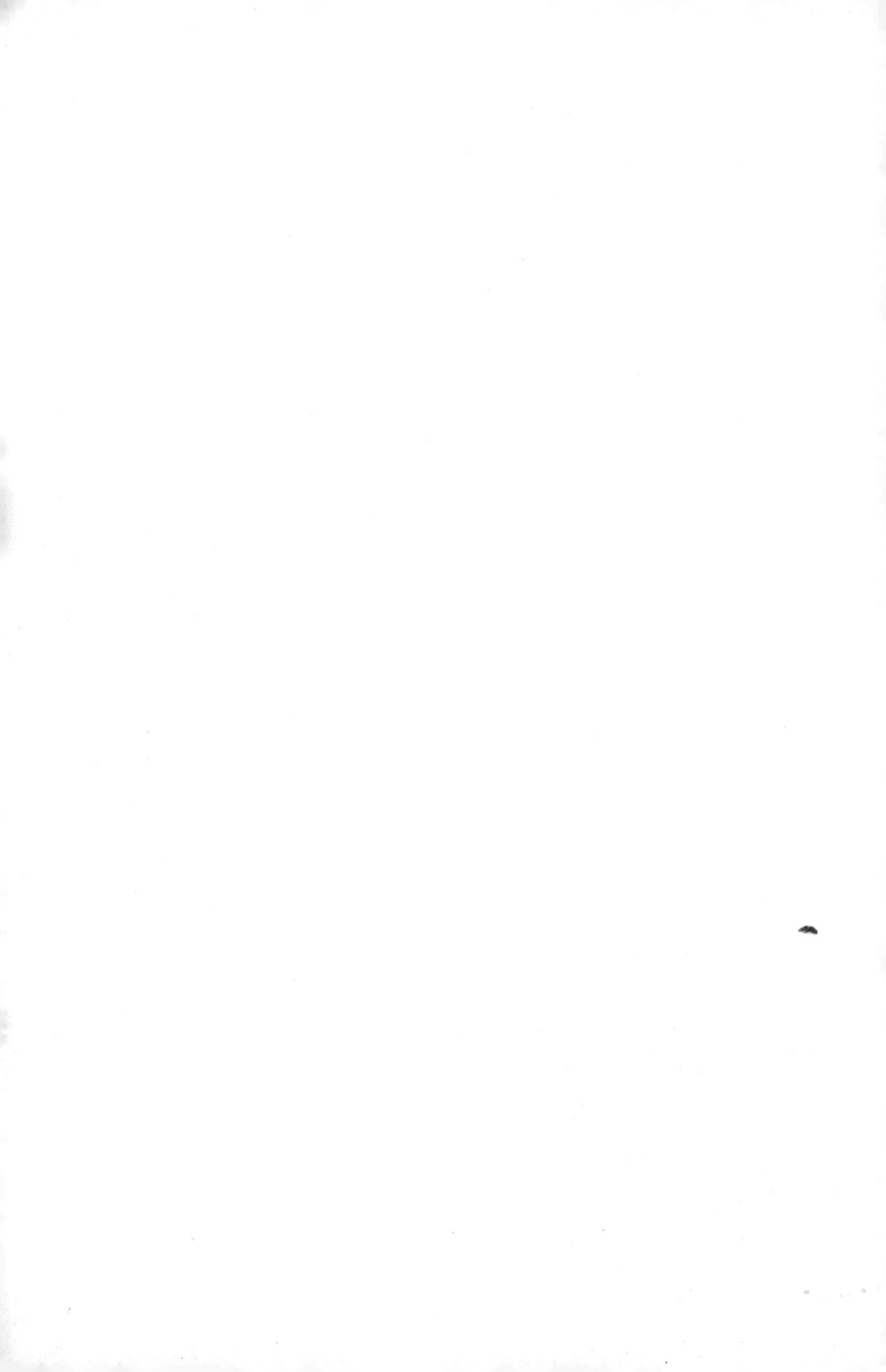